두뇌건강 길라잡이 시리즈

어르신들을 위한 "인지발달" 색칠놀이

- 민화 -

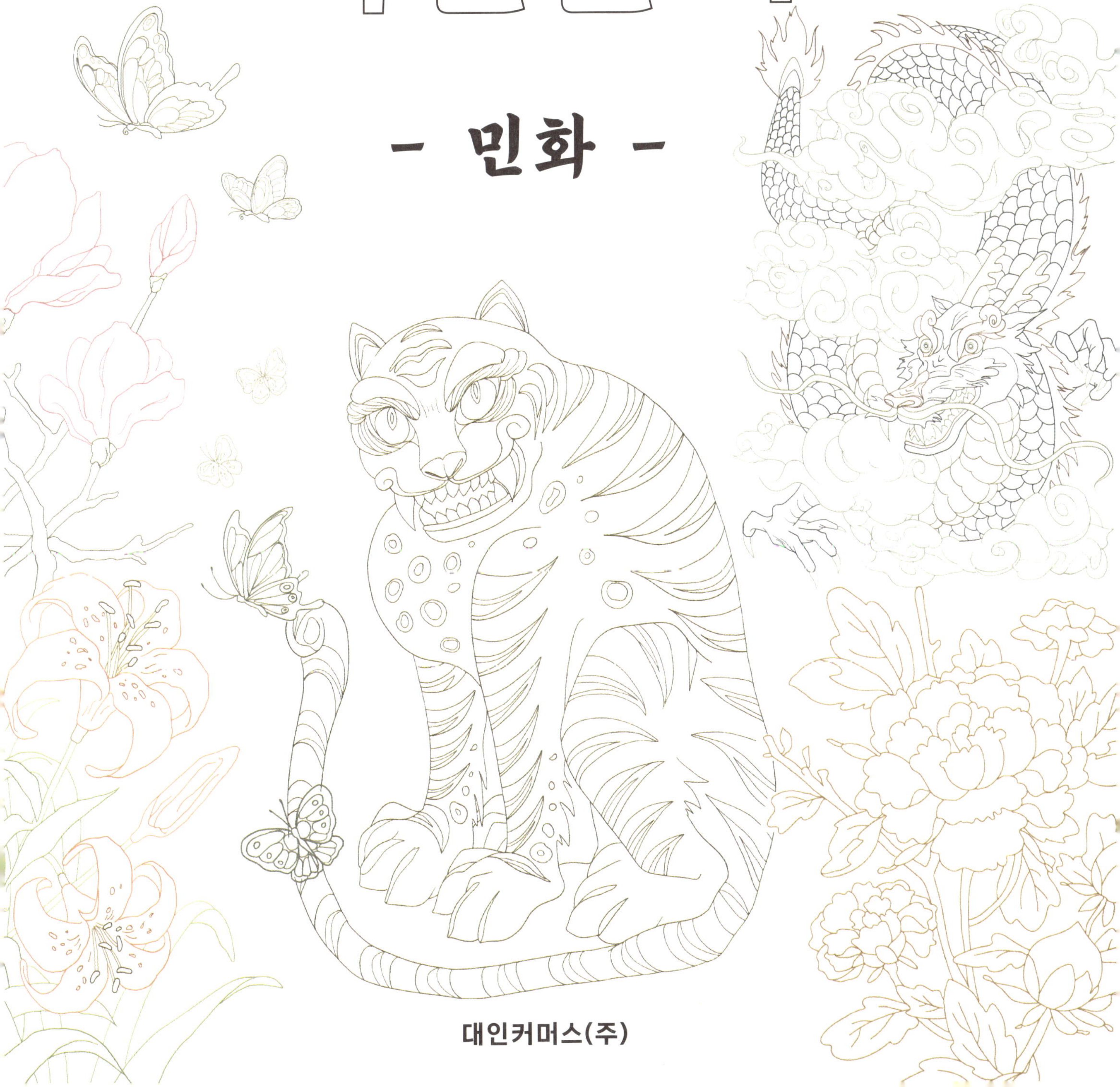

대인커머스(주)

소과도 蔬果圖

불수감 : 만복 부처의 손

열매의 모양이 부처님의 손가락을 닮아 불수감으로 불리우며 복을 상징합니다.

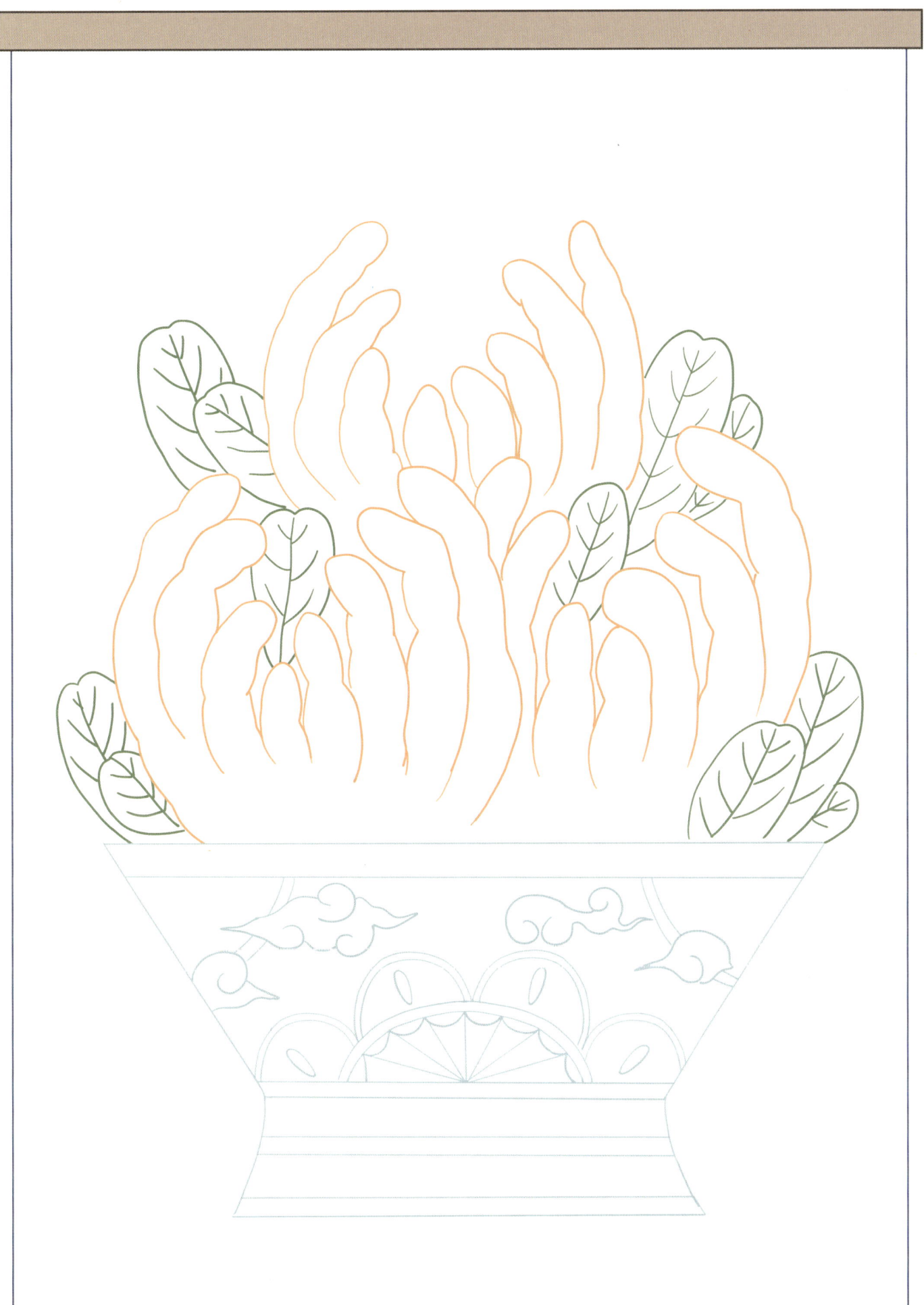

소과도 蔬果圖

복숭아 : 벽사 장수 자손번창

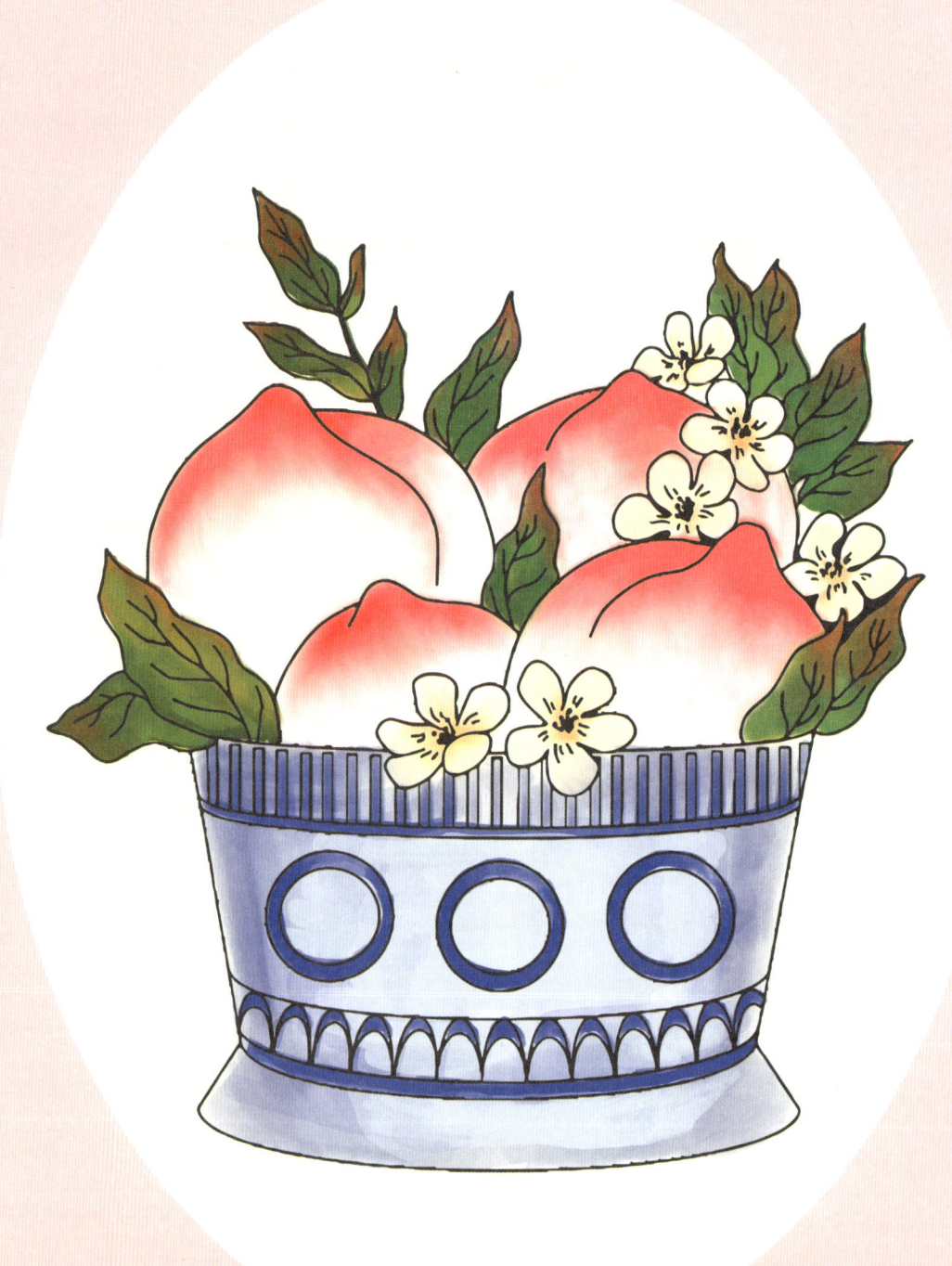

불로장생을 뜻하며 신선이 되어야 먹을 수 있어 선도라 불리우기도 합니다.

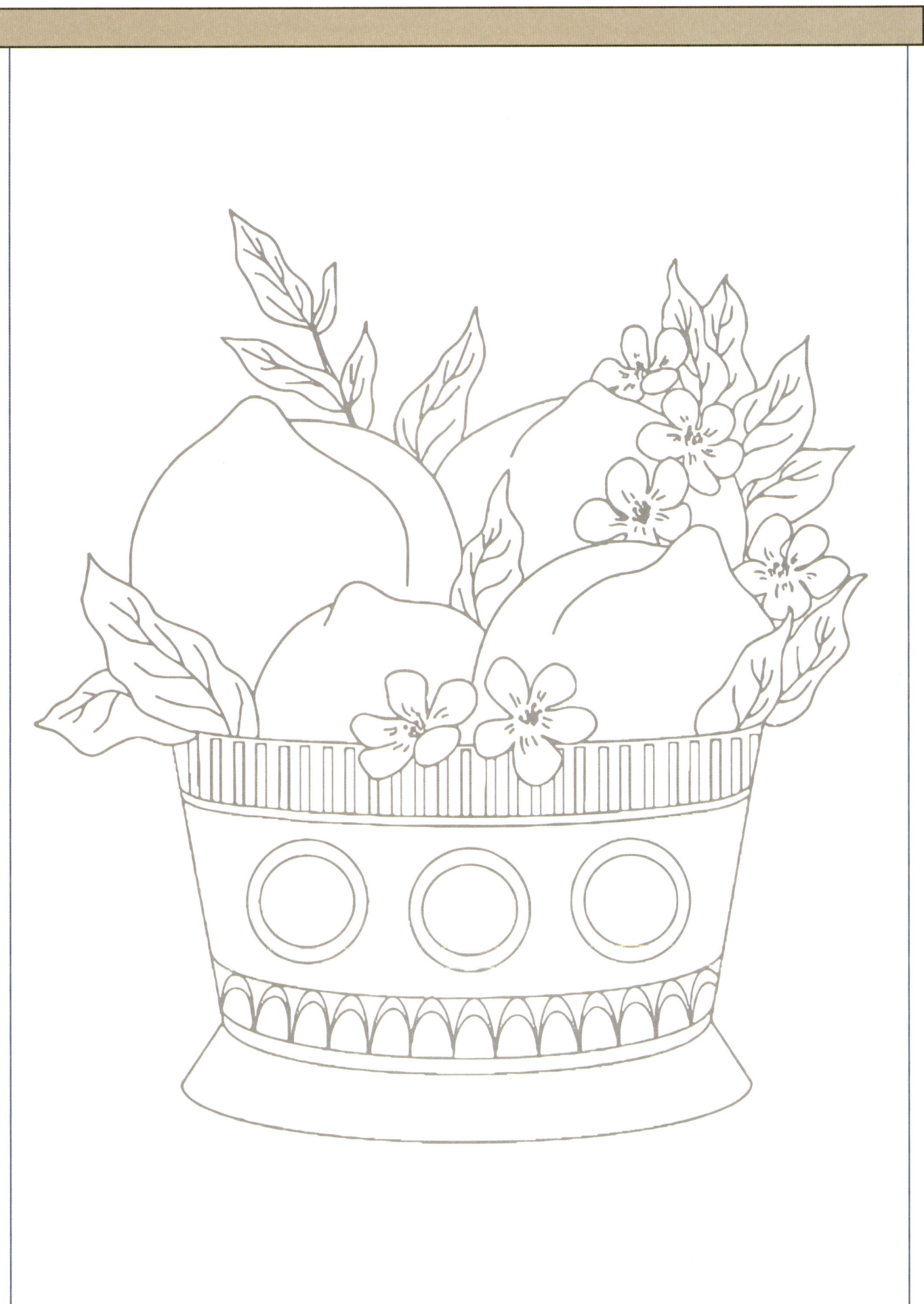

소과도 蔬果圖

석류 :: 삼다 자손번영

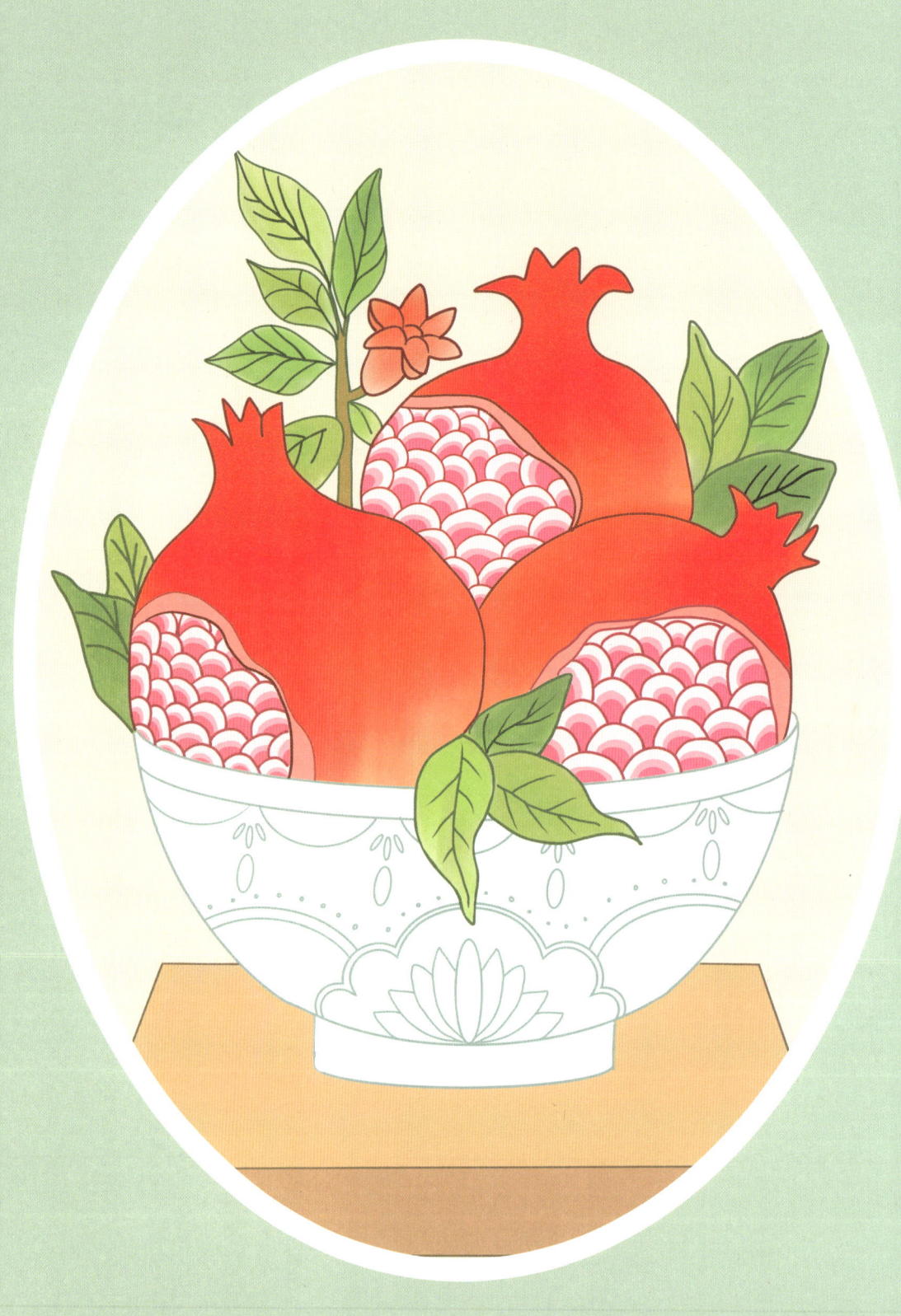

삼다는 다자(多子), 다수(多壽), 다복(多福)을 뜻하며,
빼곡한 씨앗은 자손번영을 의미합니다.

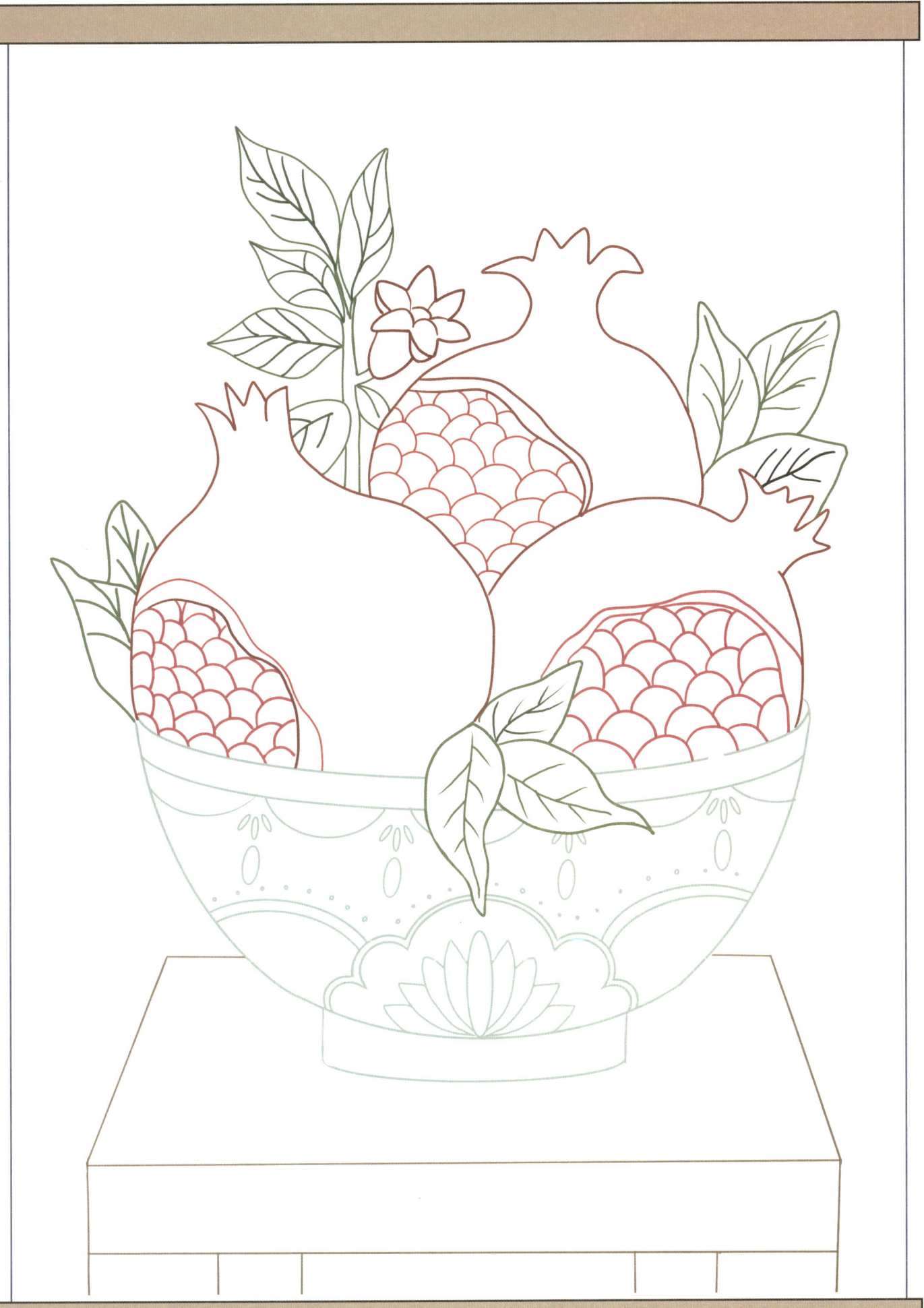

소과도 蔬果圖

포도 : 다산 만대 단결
수박 : 다산 충효

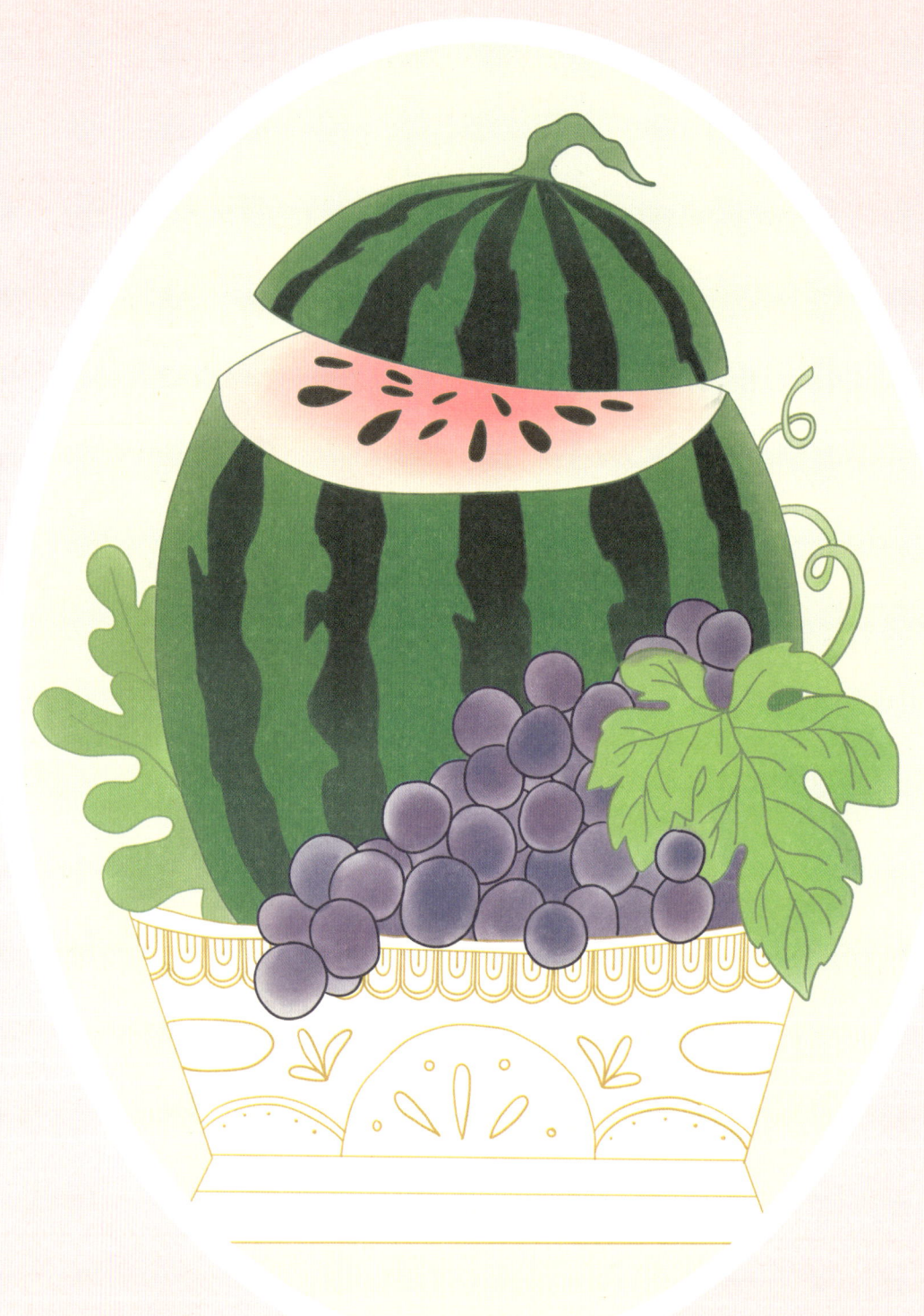

포도와 수박은 넝쿨식물로 뻗어가는 넝쿨과 같이 끊임 없는 번영, 자손번창, 장수를 의미합니다.

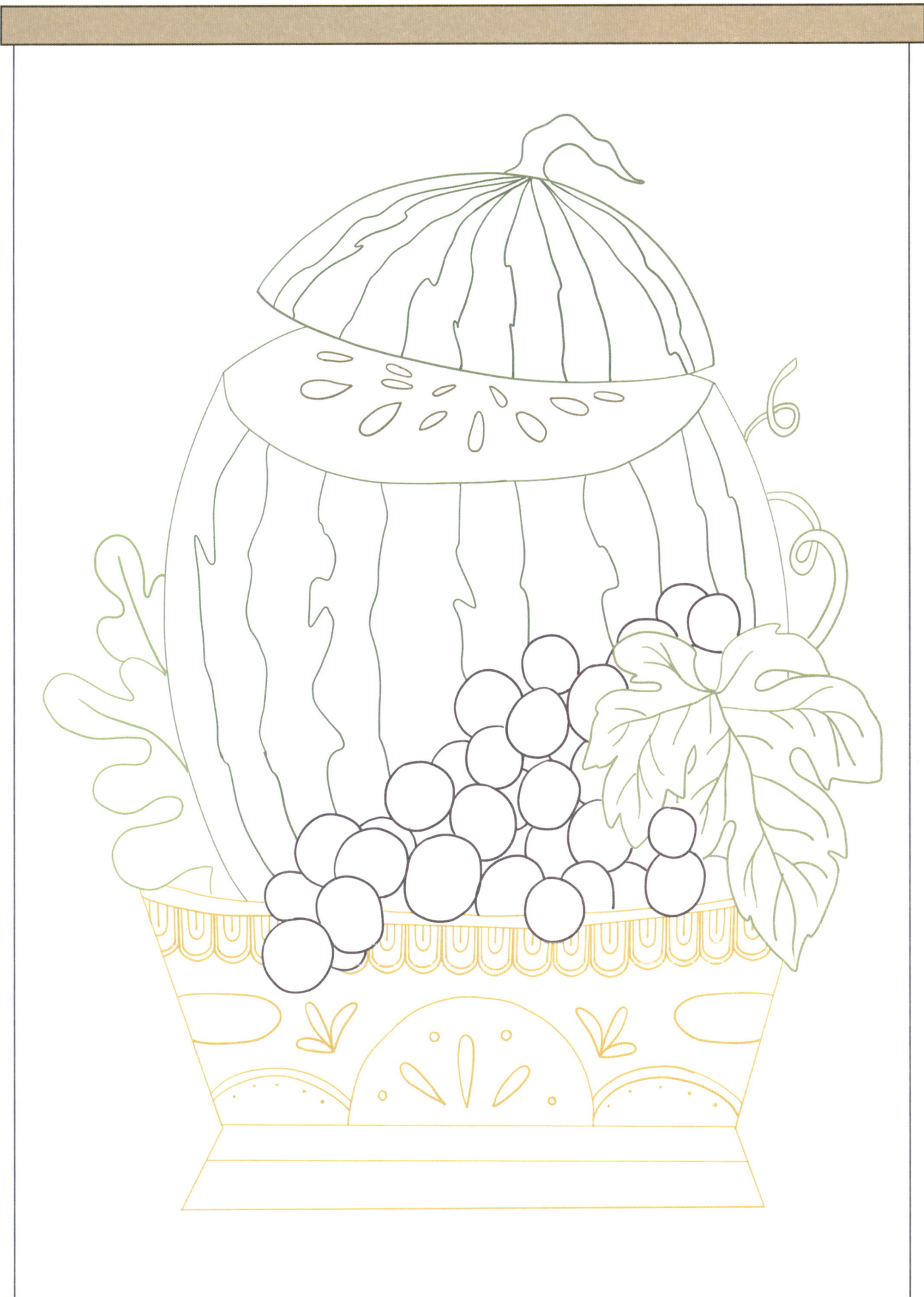

화훼도 花卉圖

모란 ∷ 부귀영화 행복

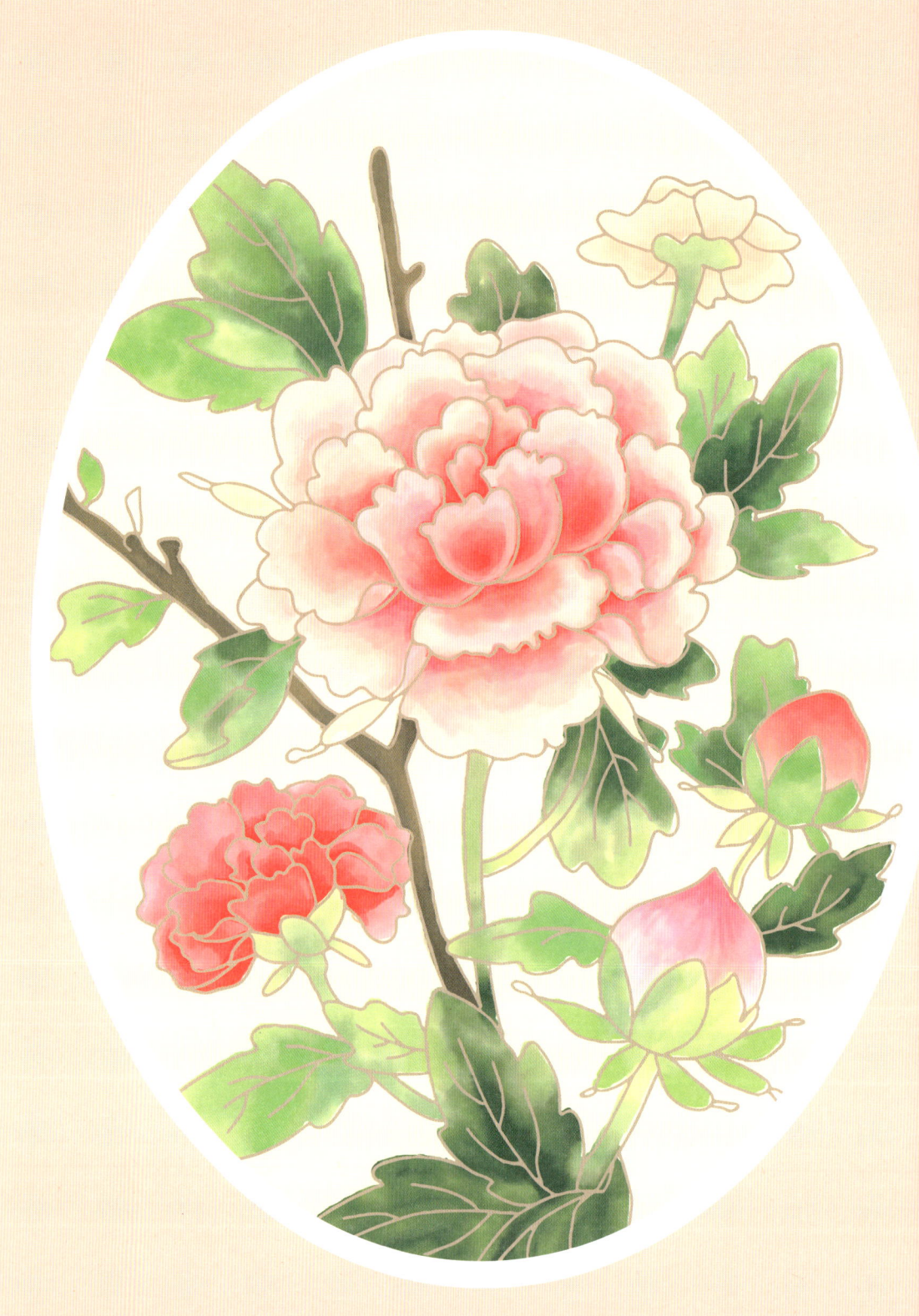

왕실의 혼례식, 제사 등 궁중의식에 사용되었습니다.
또 큰 모란은 대부귀(大富貴)를 뜻하기도 합니다.

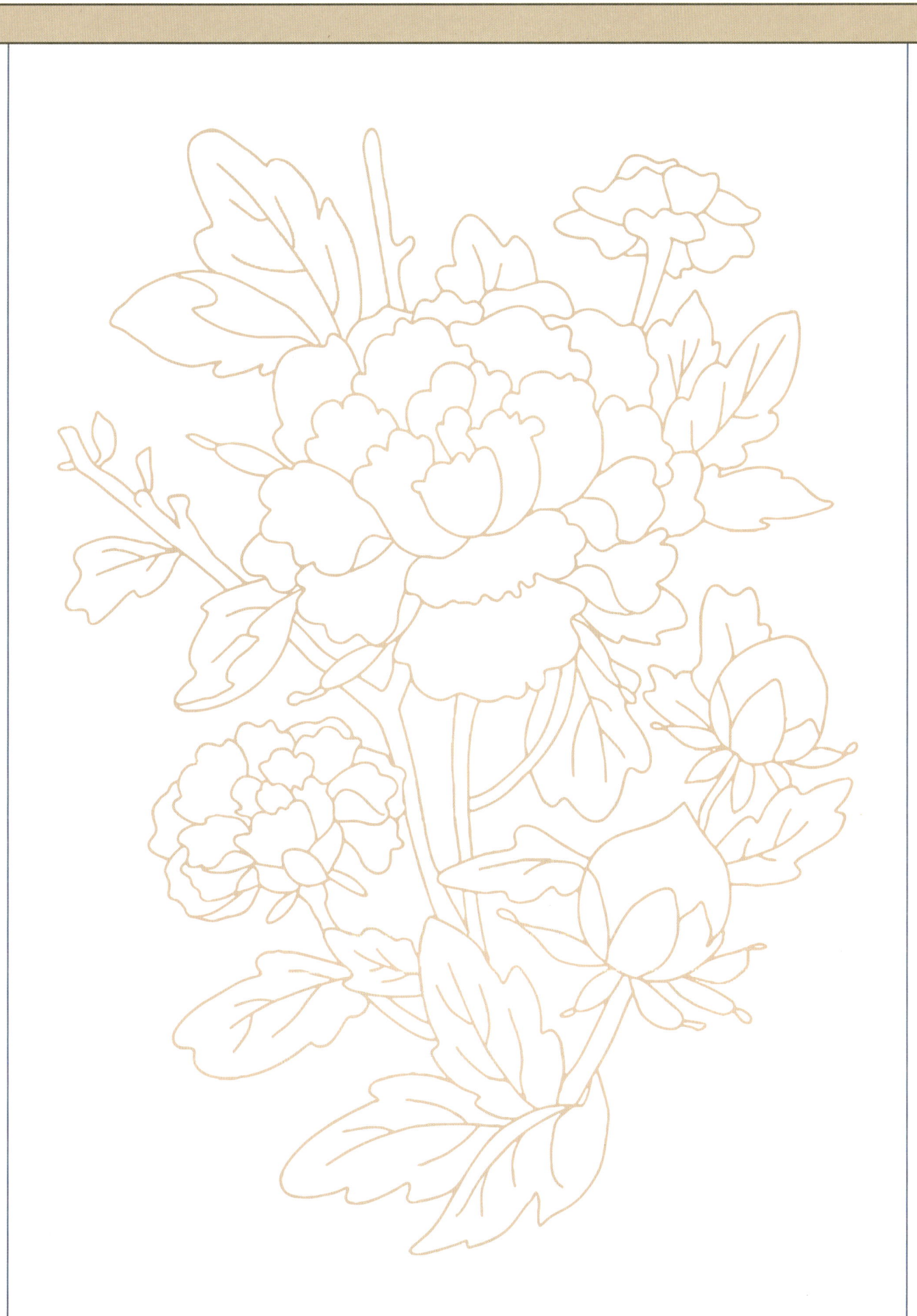

화훼도 花卉圖

모란 ‥ 부귀영화 행복

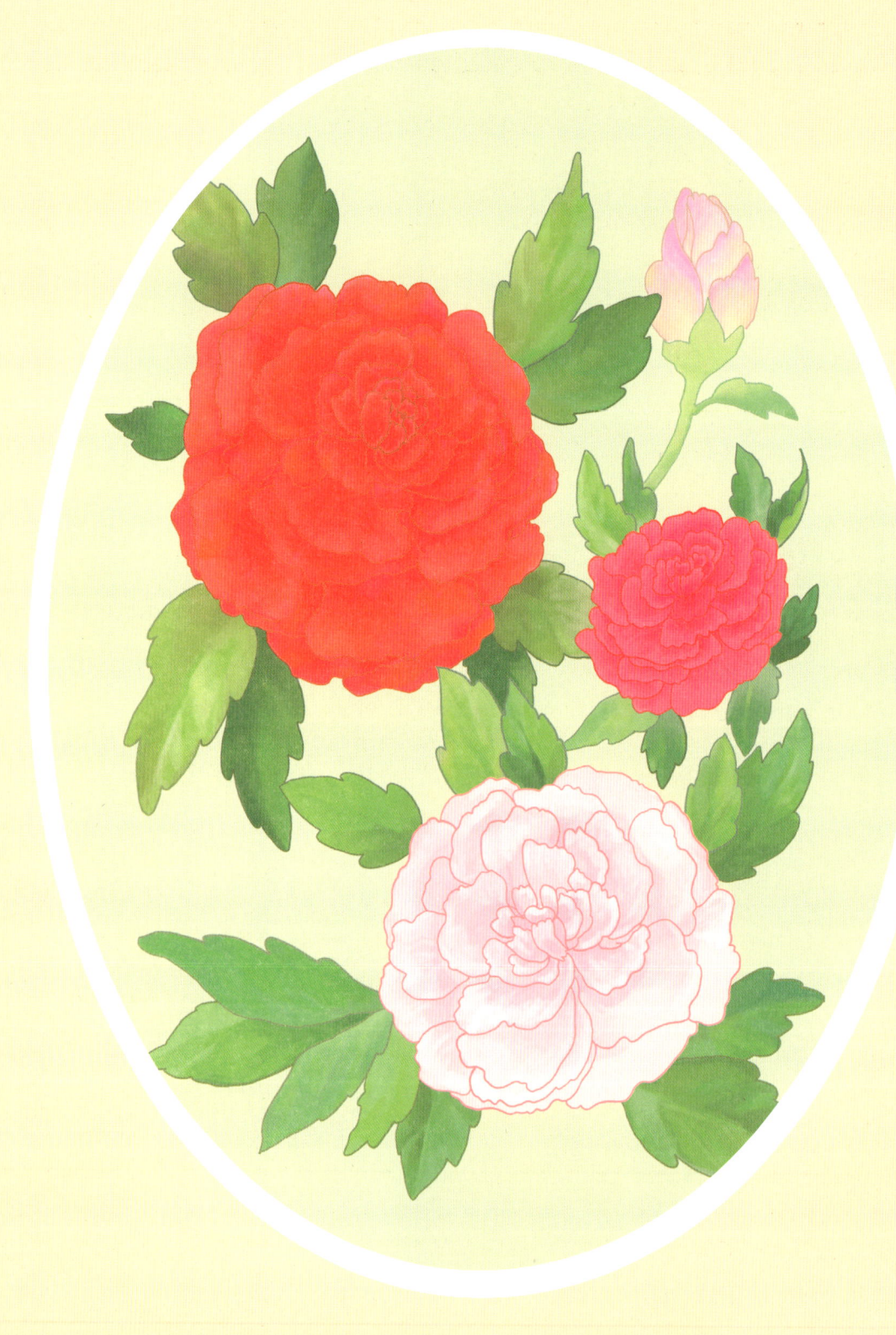

왕실의 혼례식, 제사 등 궁중의식에 사용되었습니다.
또 큰 모란은 대부귀(大富貴)를 뜻하기도 합니다.

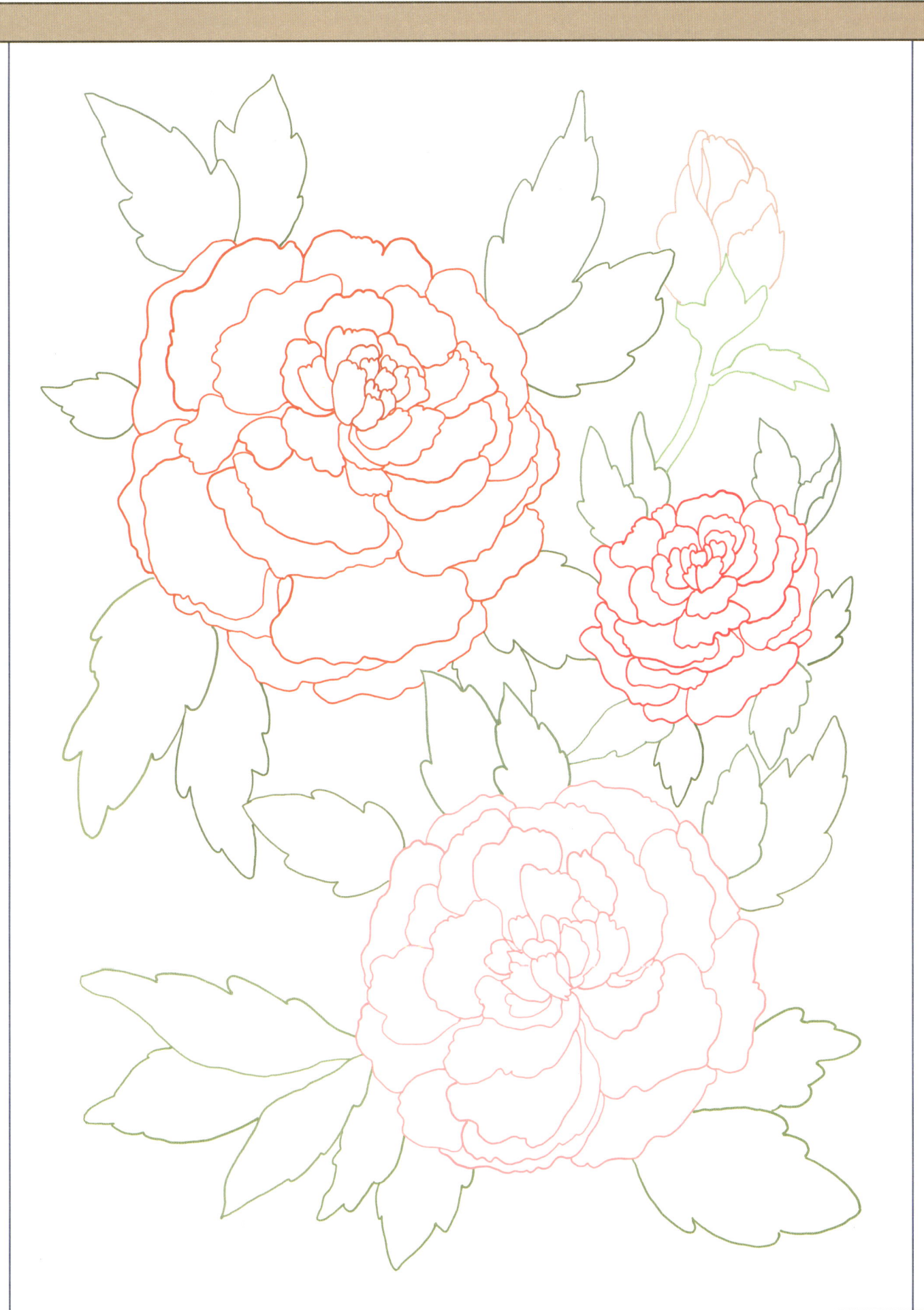

화훼도 花卉圖

동백 :: 청렴 고귀 사랑

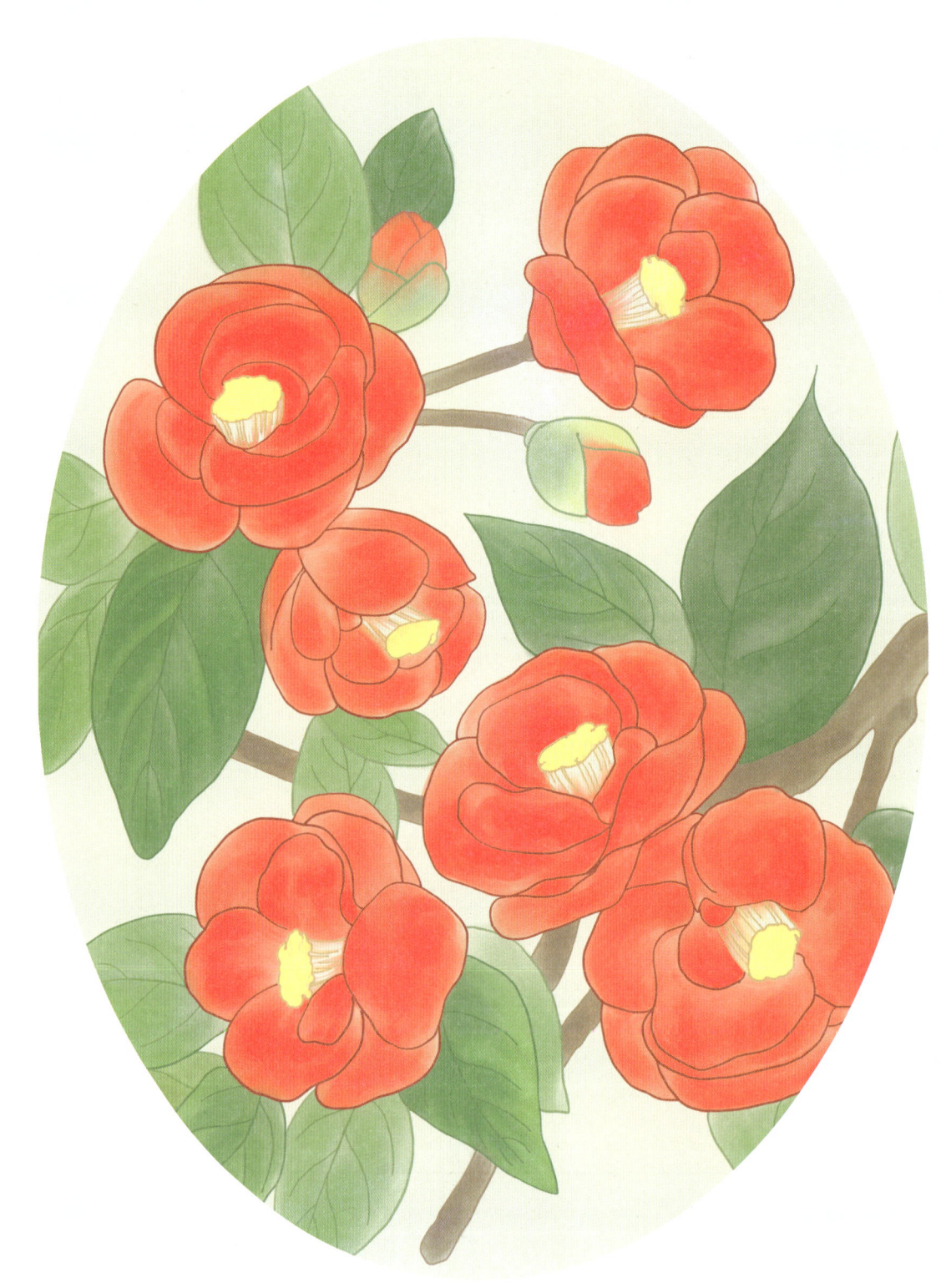

동백은 사철나무로 추운 겨울에 꽃을 피워 힘든 삶 속에서도 푸름을 잃지 않고 꽃을 피우길 바란다는 의미입니다.

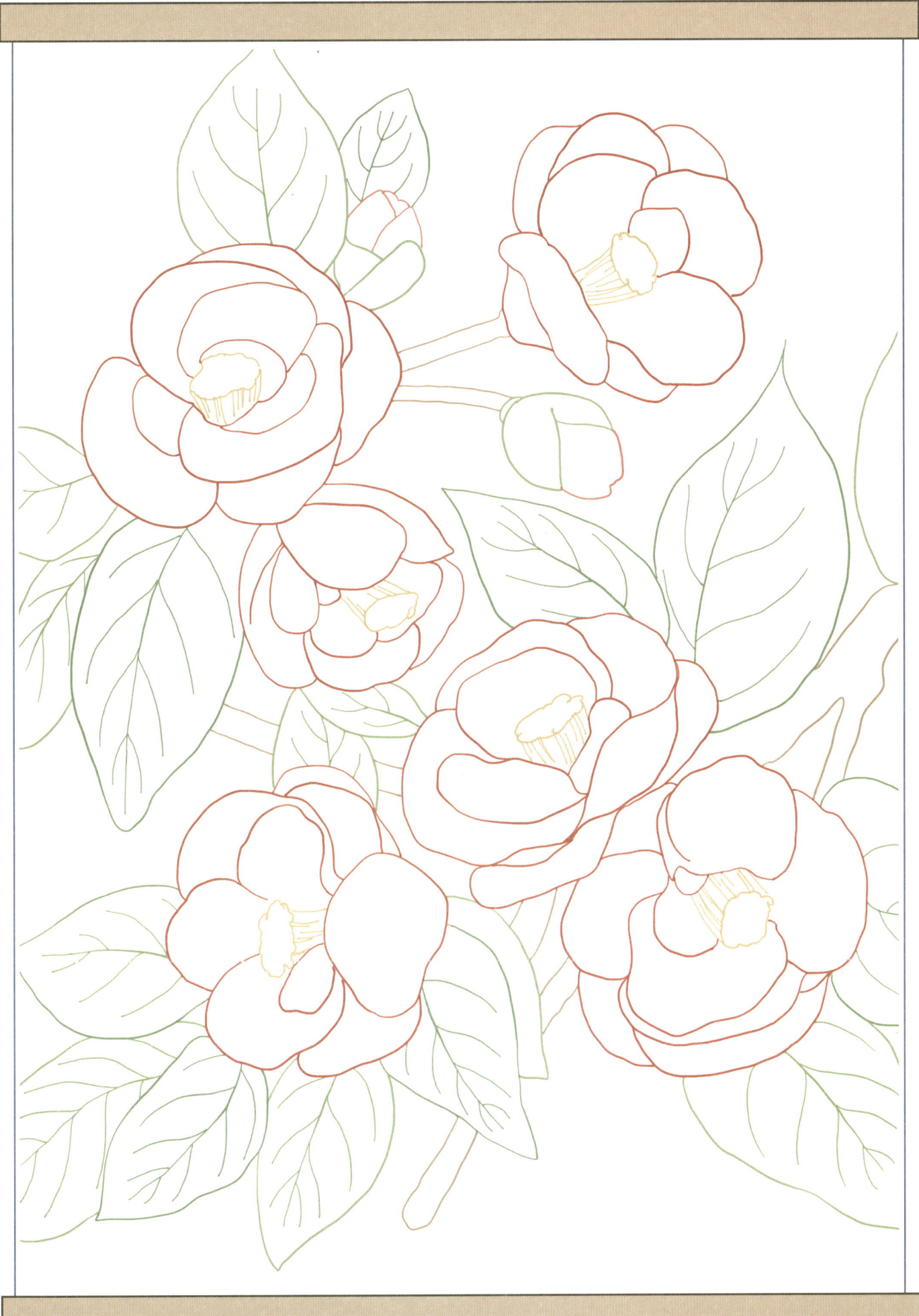

화훼도 花卉圖

수선화 : 봄 물의 선녀

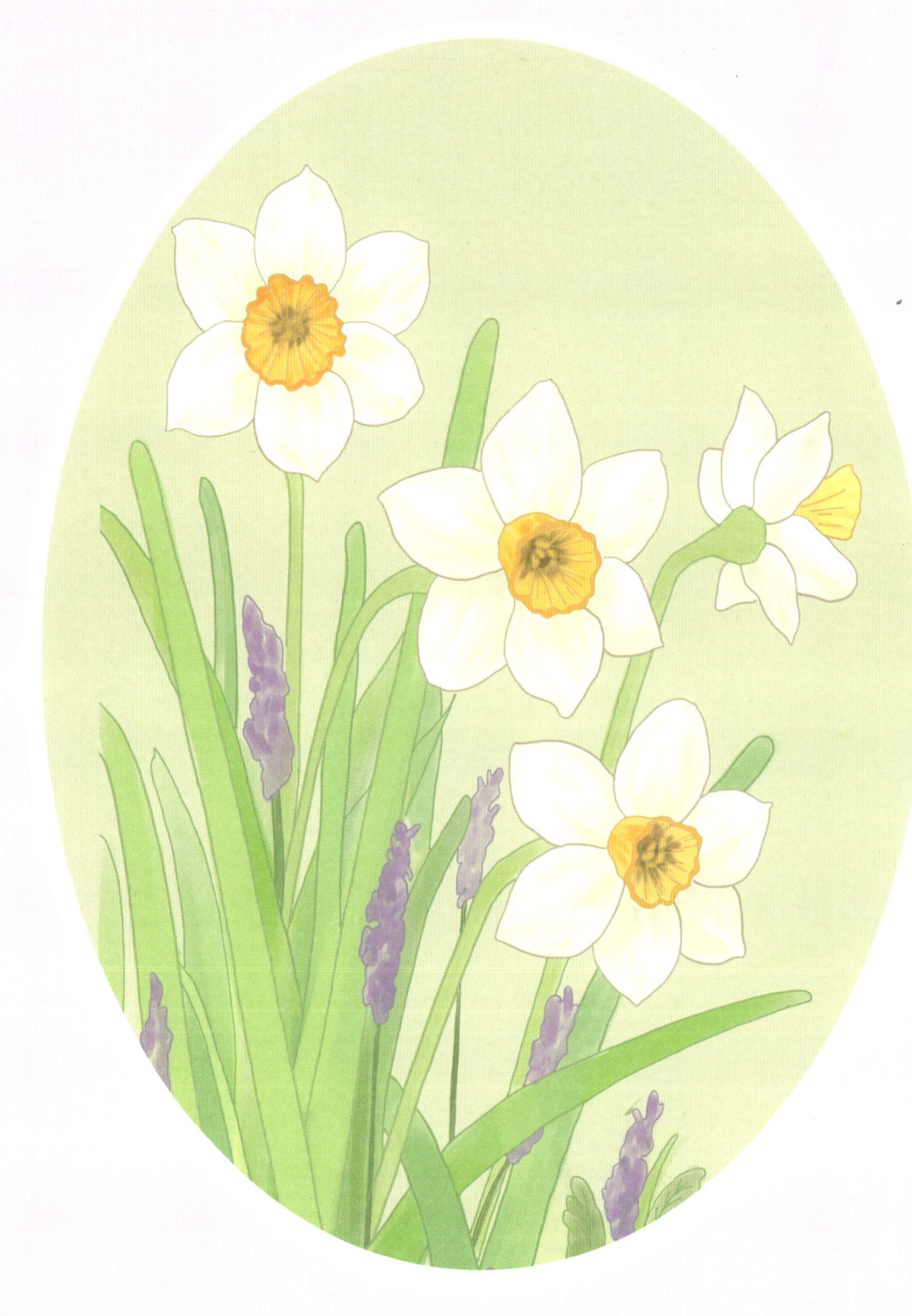

수선화는 매화, 동백과 함께 추운 겨울에 꽃이 피어 설중화로도 불리며 선비를 상징합니다.

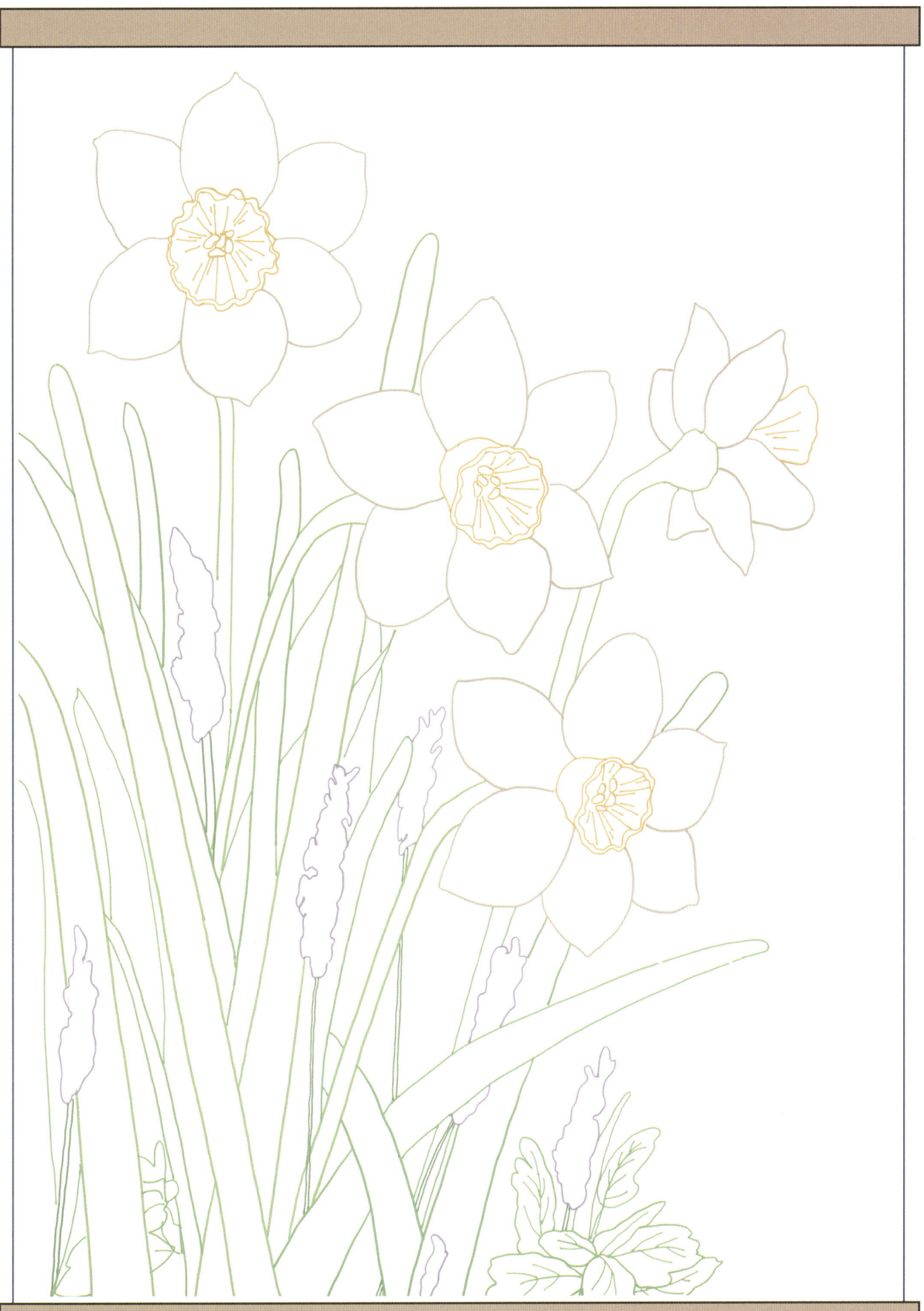

화훼도 花卉圖

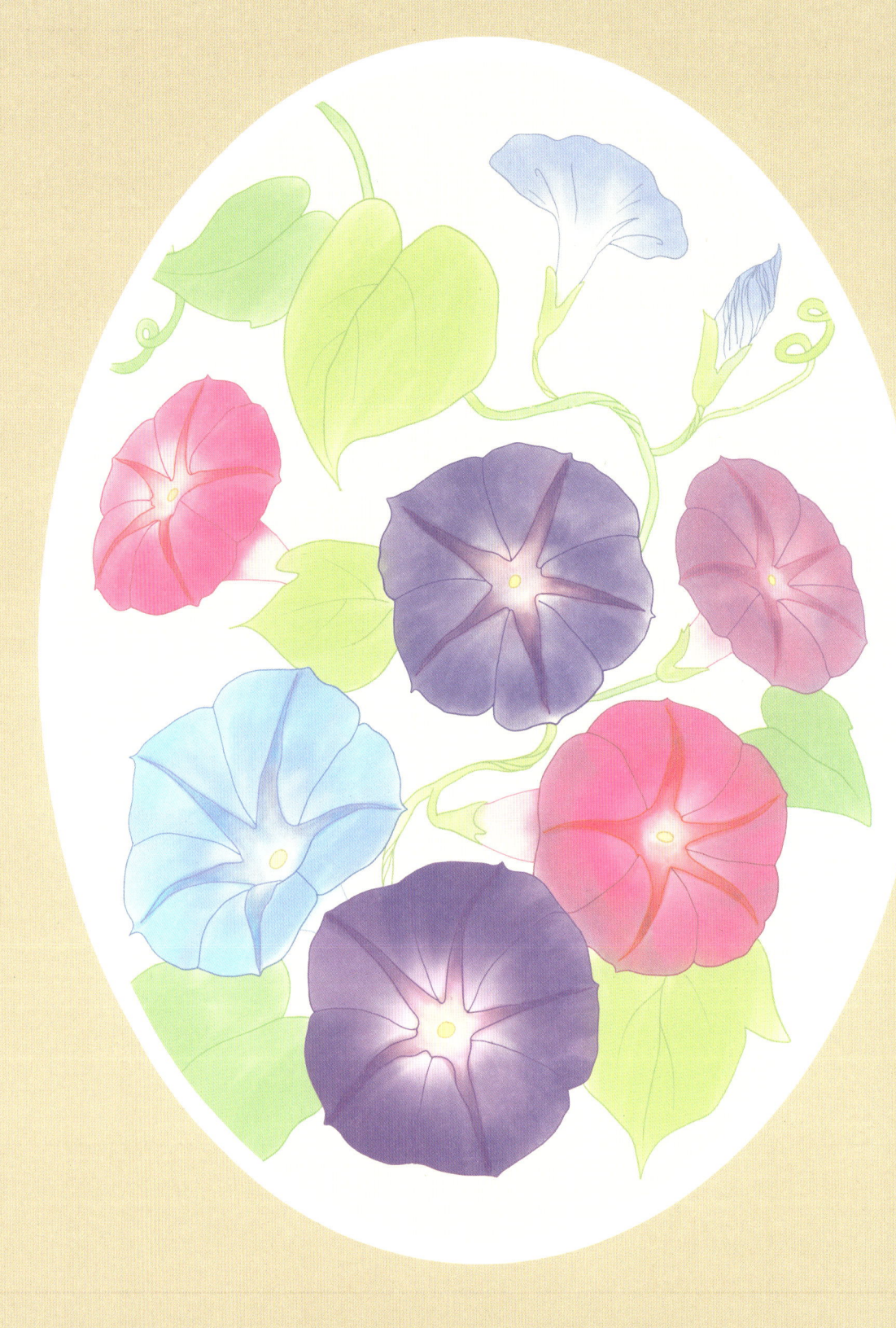

나팔꽃 : 덧없는 사랑 기쁜소식

나팔꽃은 하루안에 꽃을 피우며, 다음 날 다시 새로운 꽃을 피워내어 기쁜 소식이라는 의미를 담고있습니다.

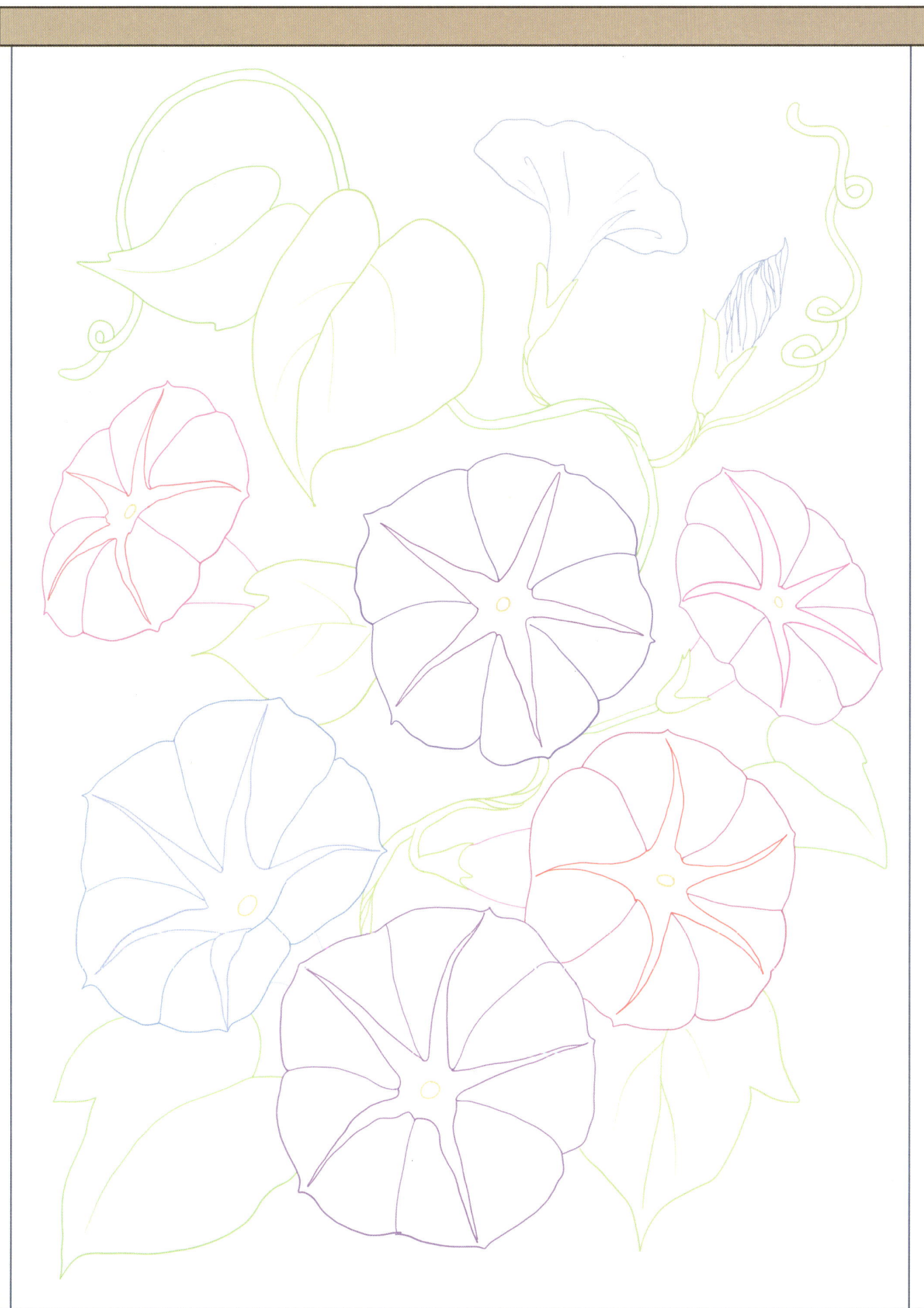

화훼도 花卉圖

능소화 ∷ 장원급제

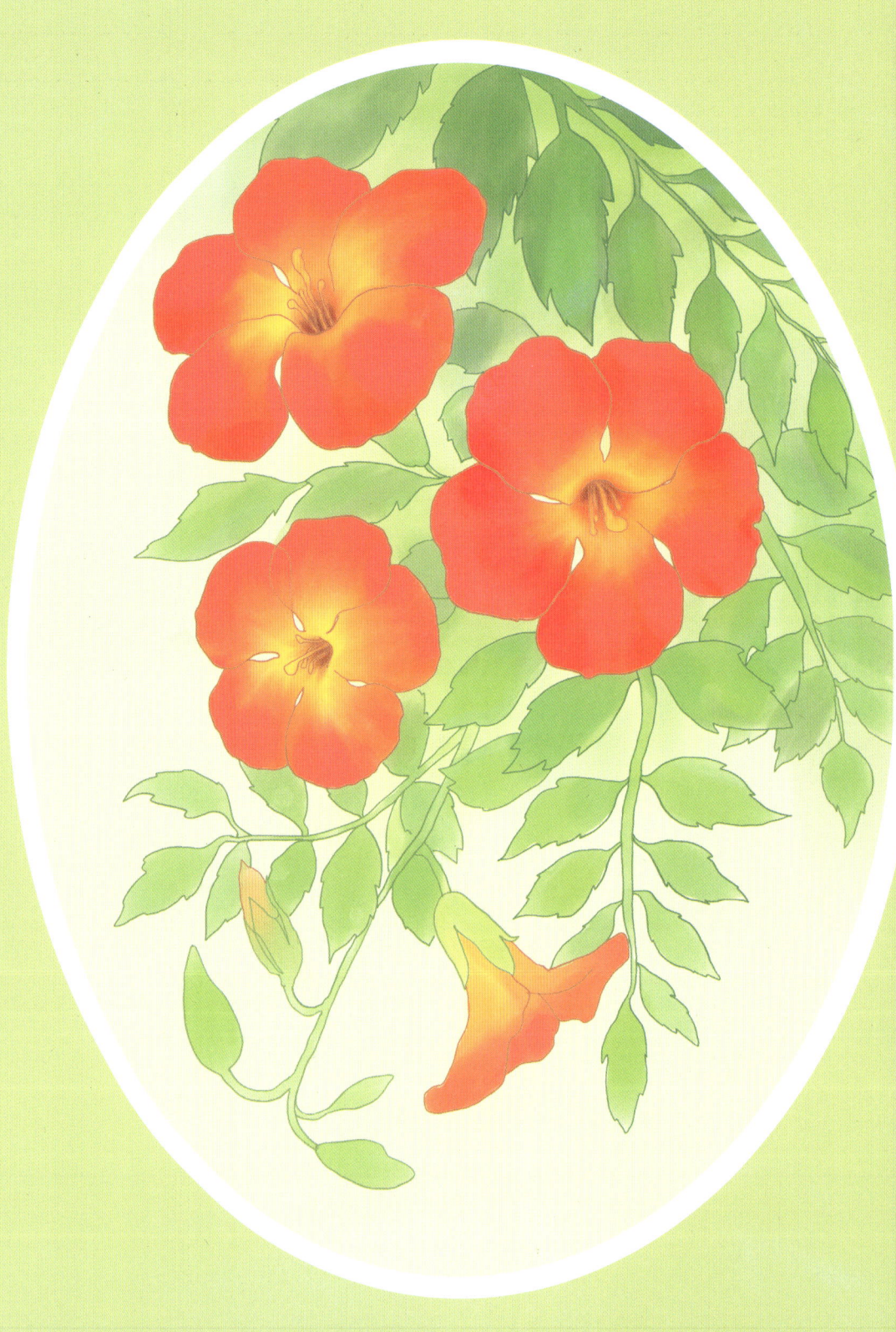

장원급제를 하고 고향으로 돌아올 때 어사 모자를 장식하는 꽃으로 어사화라고 불렸습니다.

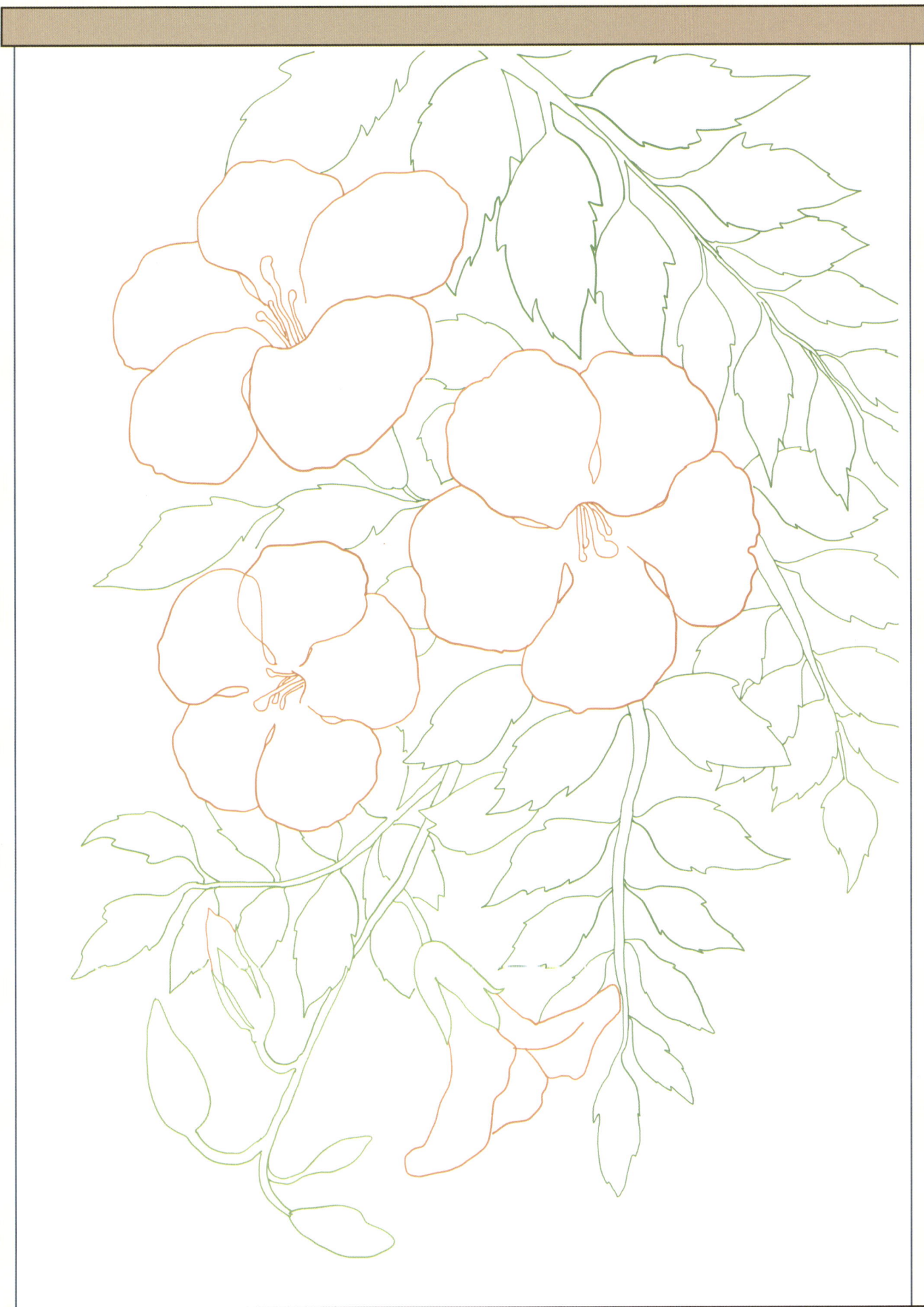

화훼도 花卉圖

작약 :: 청순함

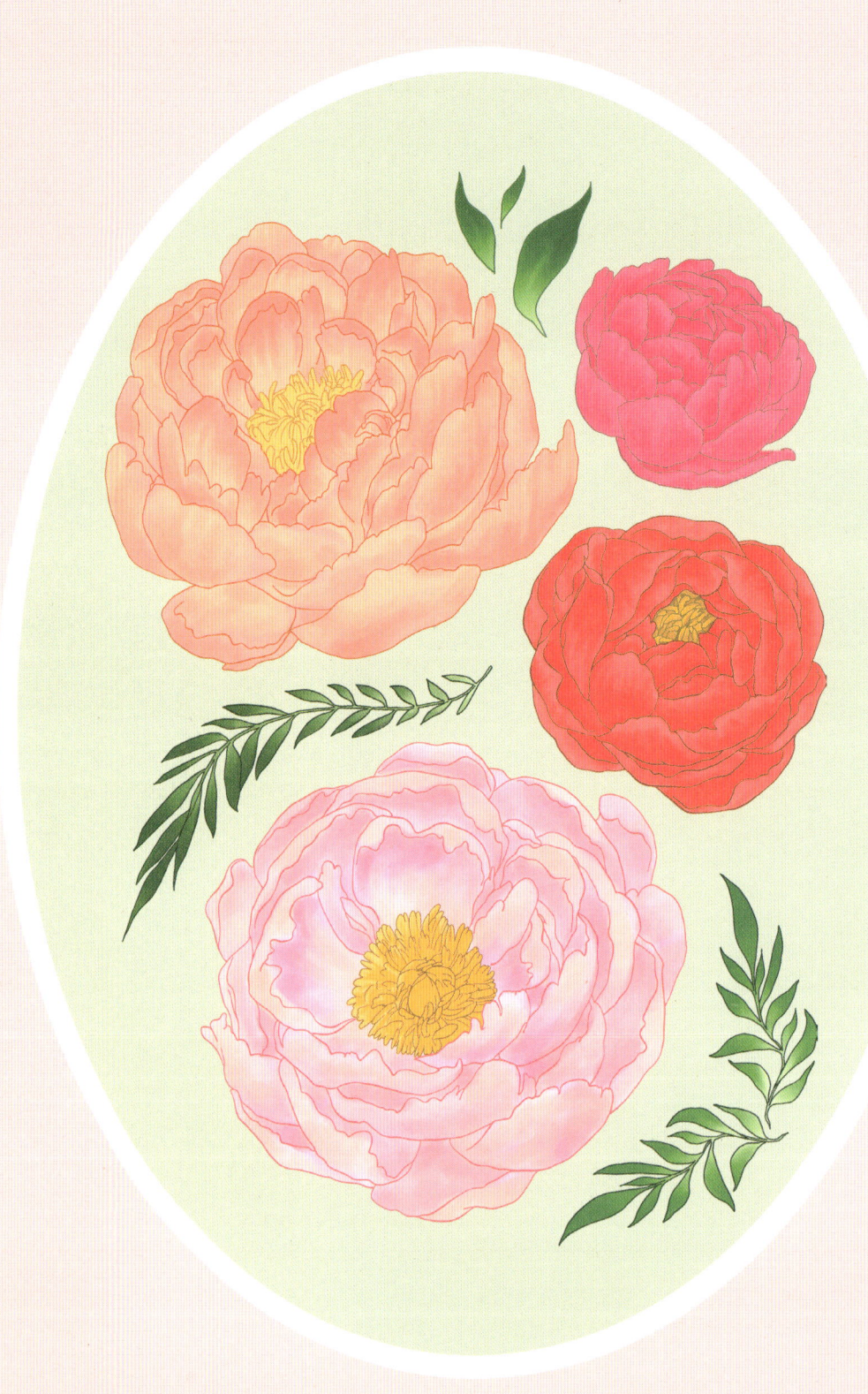

약재로 사용되는 작약은 그 모습이 크고 탐스러워 함박꽃으로 불리기도합니다.

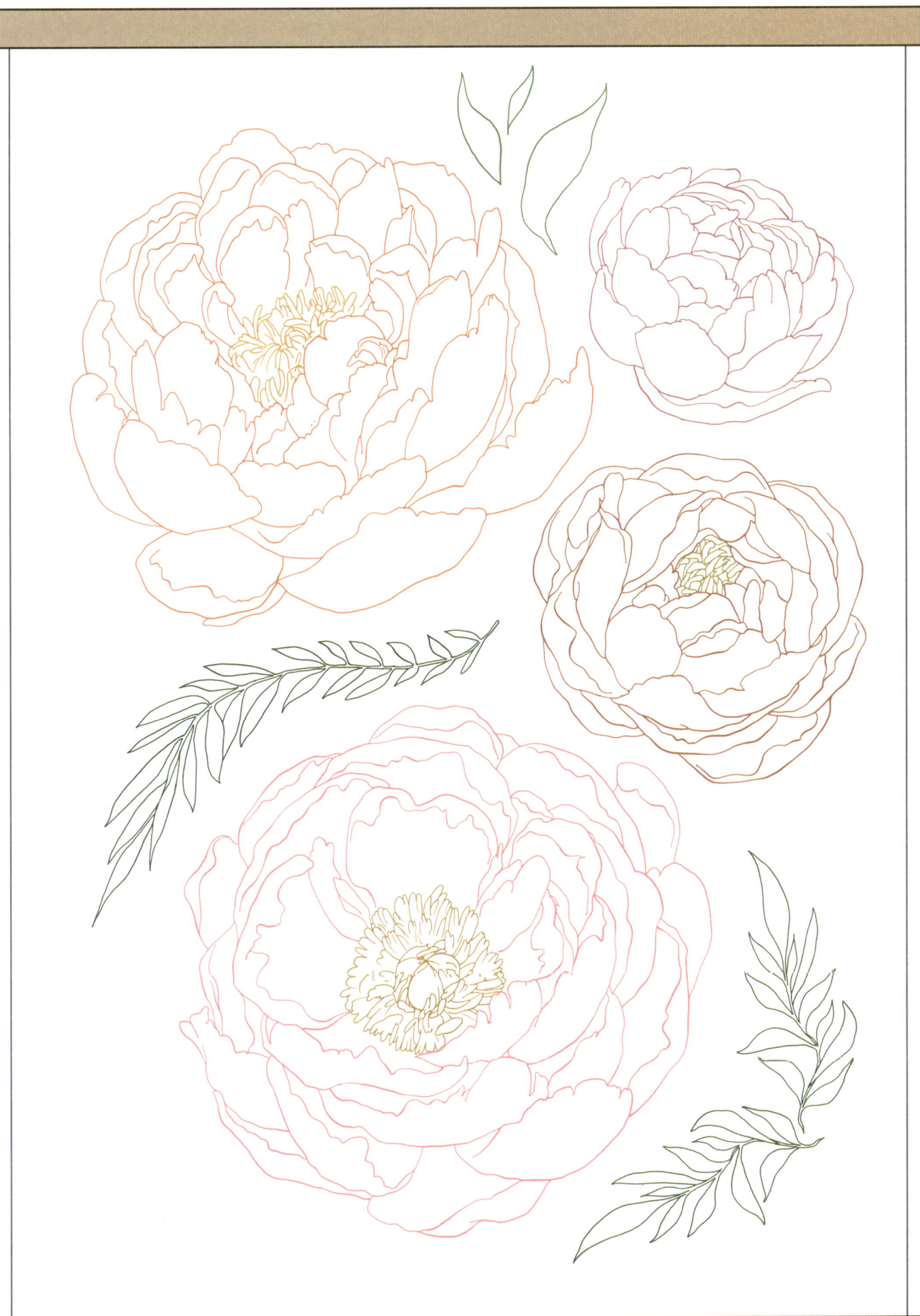

화훼도 花卉圖

맨드라미 : 벼슬 관 명성

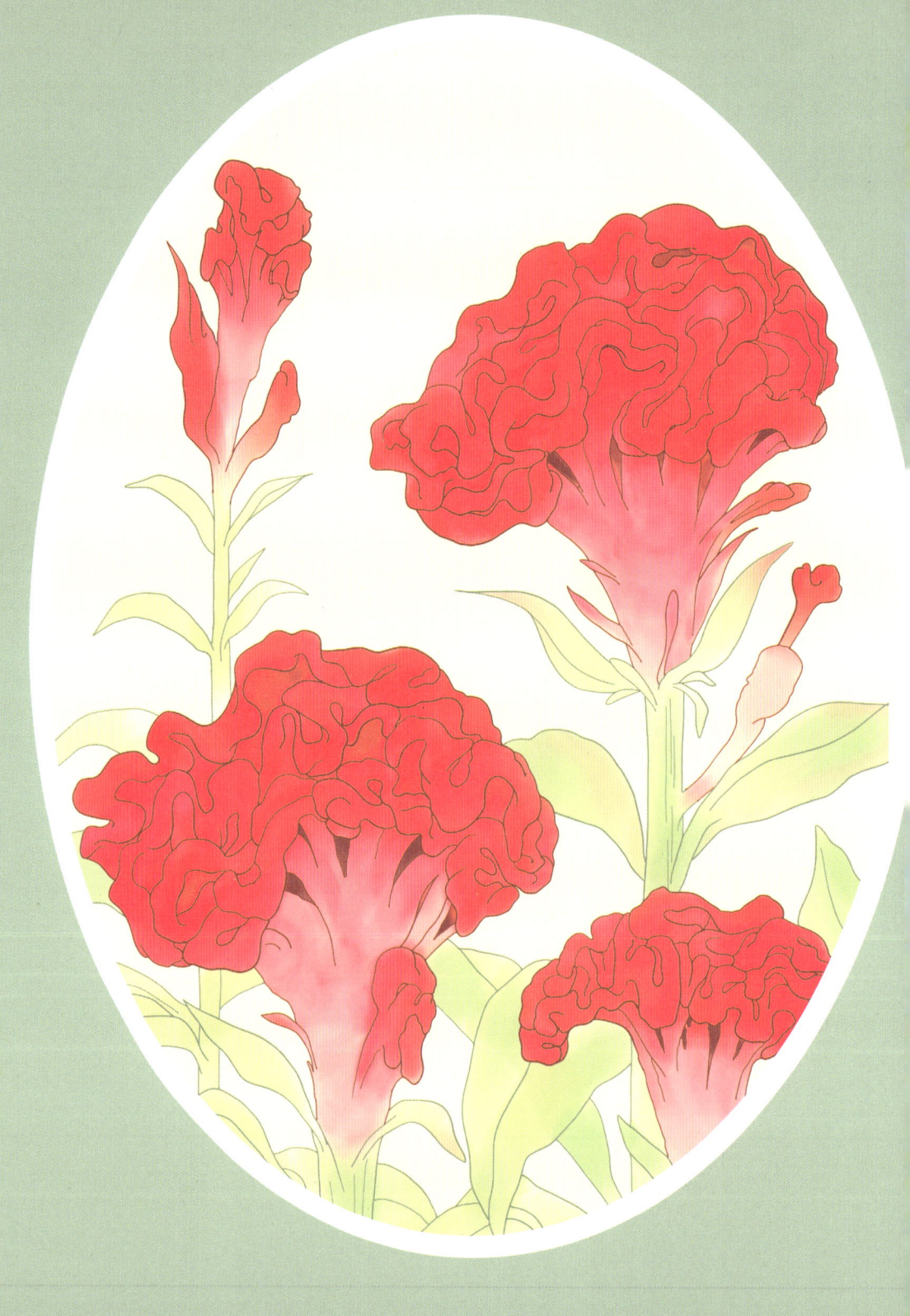

꽃의 모양이 닭벼슬과 같아 계관화라고도 불리며, 관과 벼슬을 의미합니다.

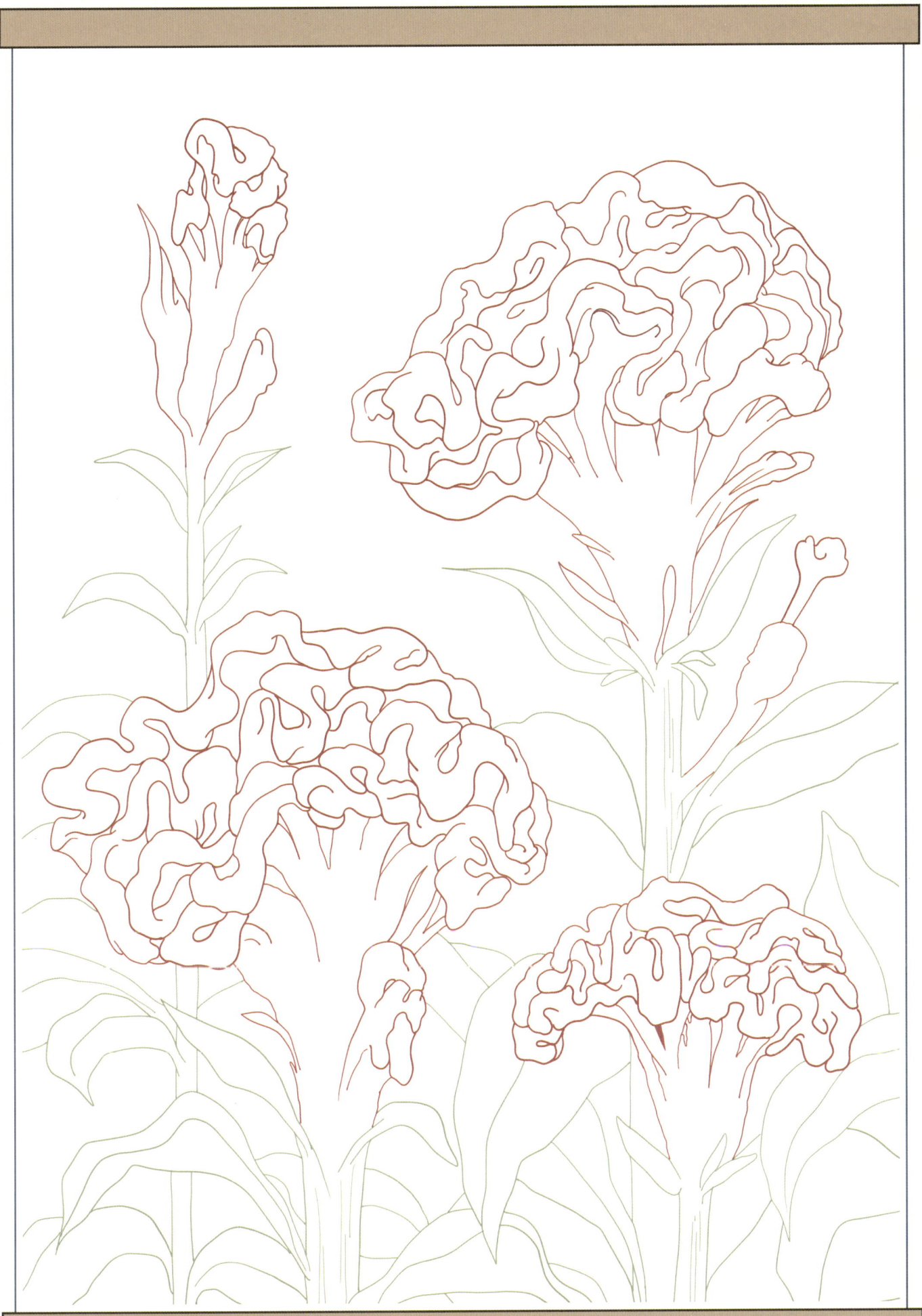

화훼도 花卉圖

꽃창포 ‥ 우아한 마음

선녀의 우아한 날개짓과 같은 모습으로 우아함을 상징합니다.

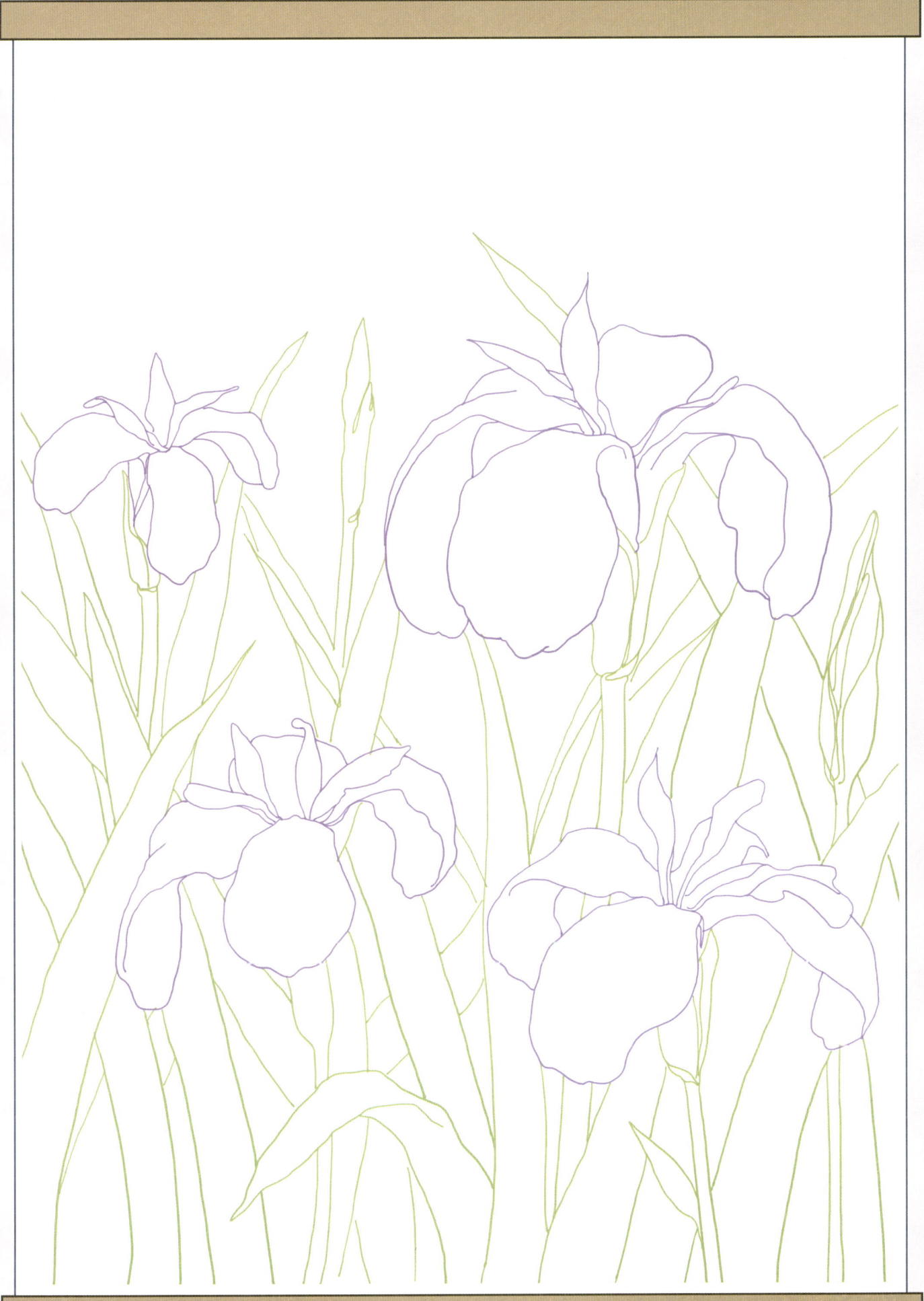

화훼도 花卉圖

연꽃 :: 청렴 고결함
군자의 기품 풍요

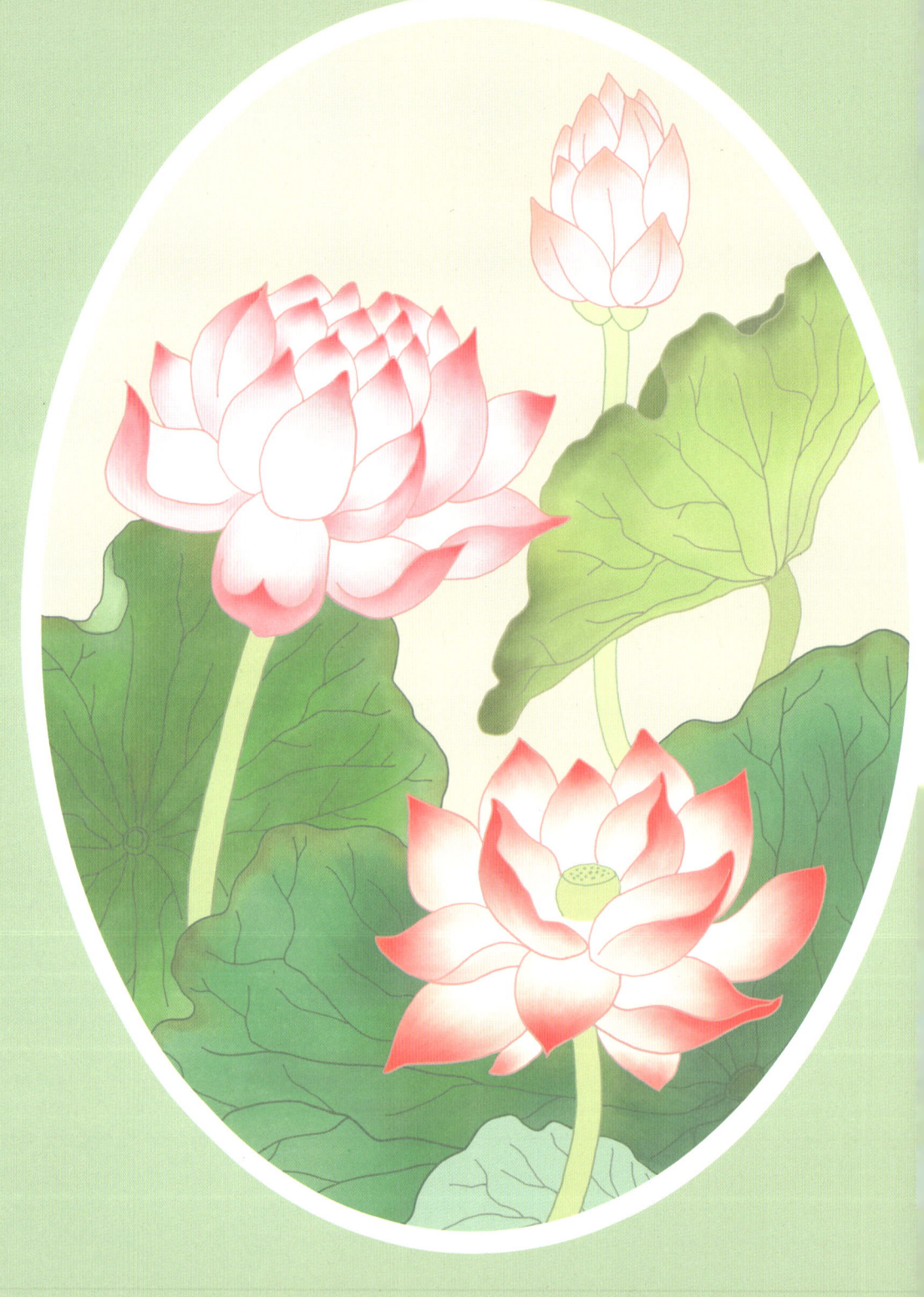

진흙 속에 뿌리를 내려 피어나 세속에 물들지 않는 고고한 선비의 정신을 뜻하며, 알알이 수가 많은 씨앗으로 자손 번영과 풍요를 상징하기도 합니다.

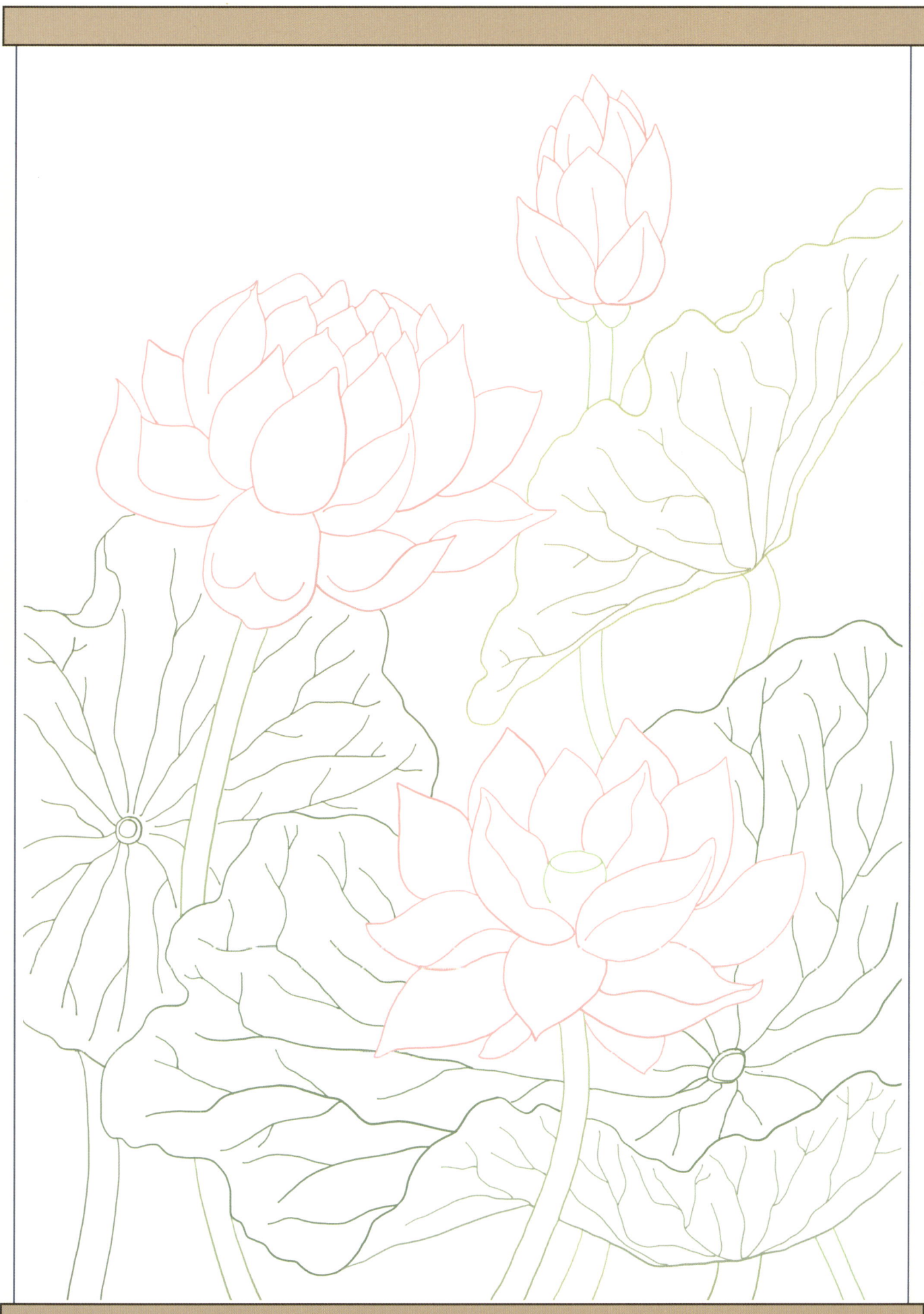

어해도 魚蟹圖

잉어 ·· 효 출세

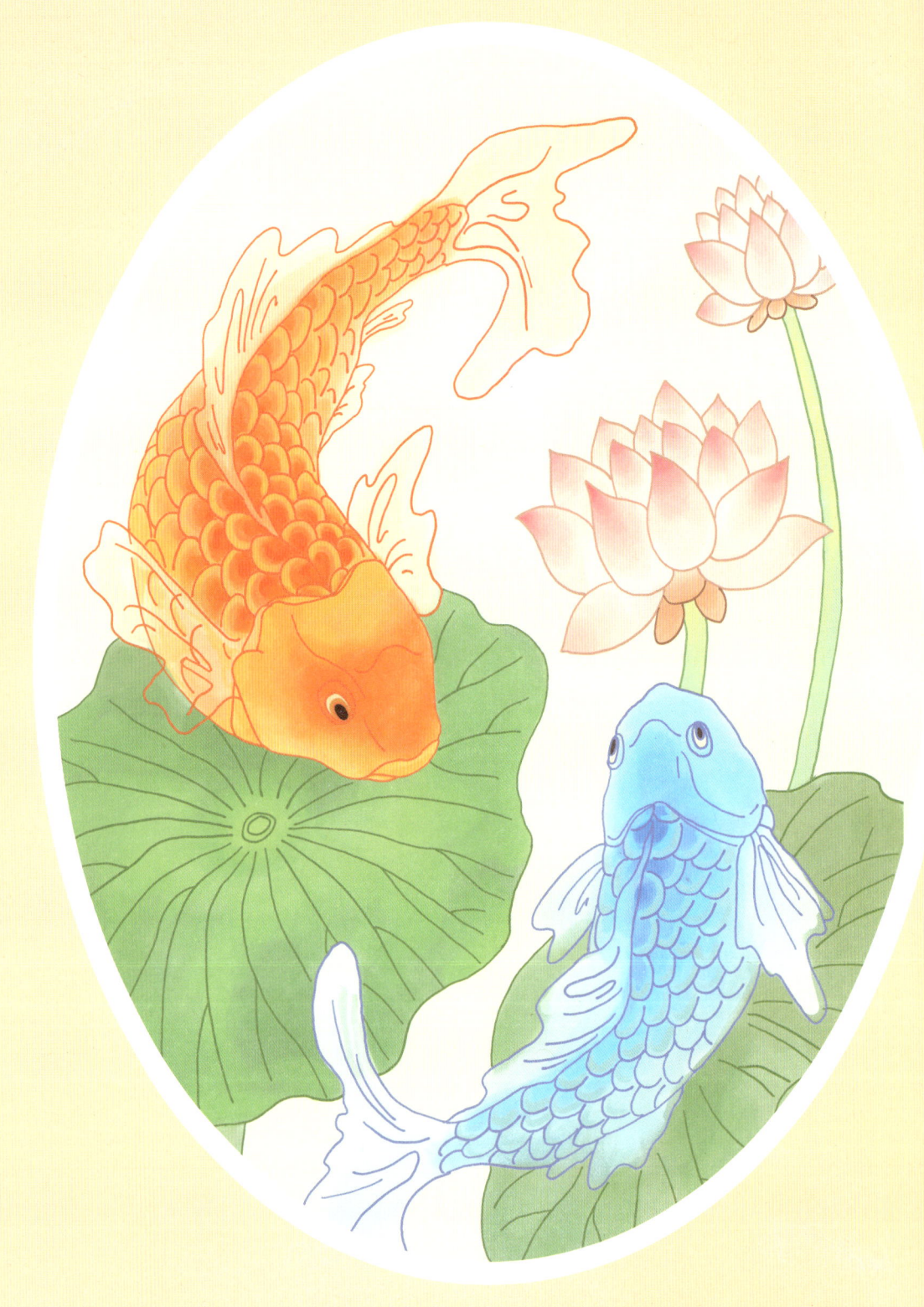

잉어와 함께 그려진 연꽃은 부부화목과 행복을 의미합니다.

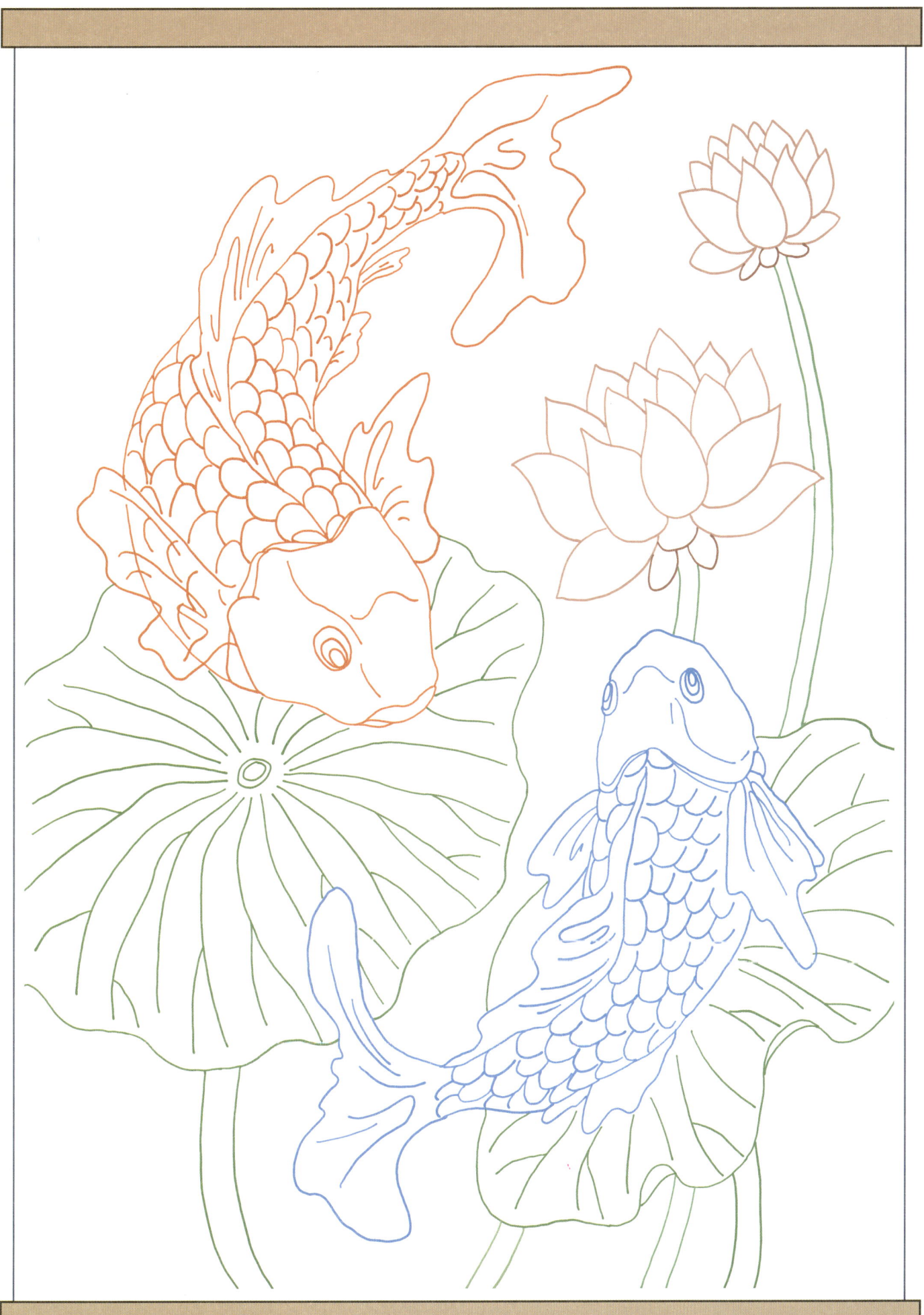

어해도 魚蟹圖

어변성룡도 ∴ 입신출세
파도 ∴ 용이 꿈틀거림

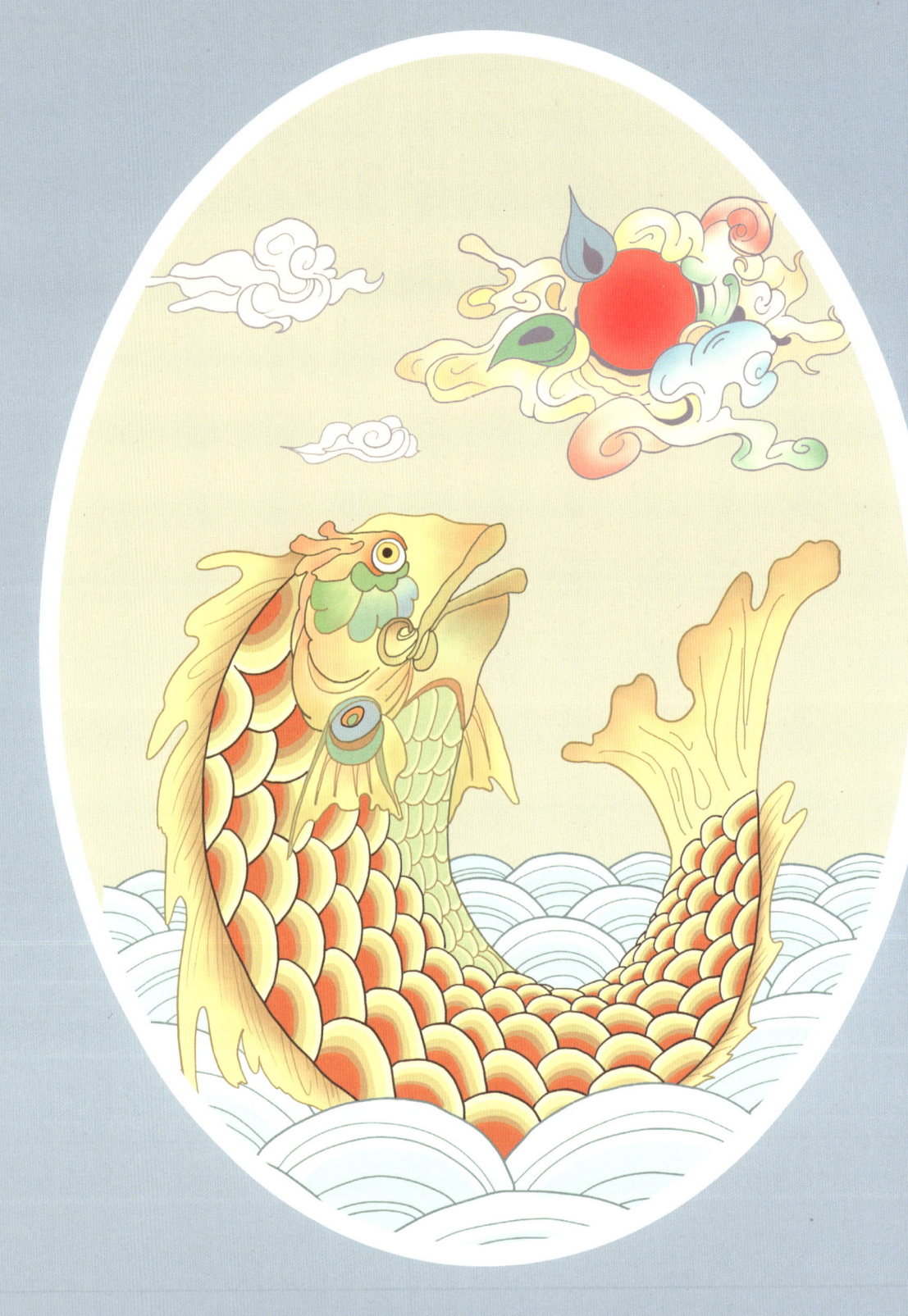

물고기가 용의 모습으로 변하며 물 위로 튀어오르는 어변성룡도는
과거를 앞두고 있는 선비들이 등용문에 들기를 기원하는 의미로 사용되었습니다.

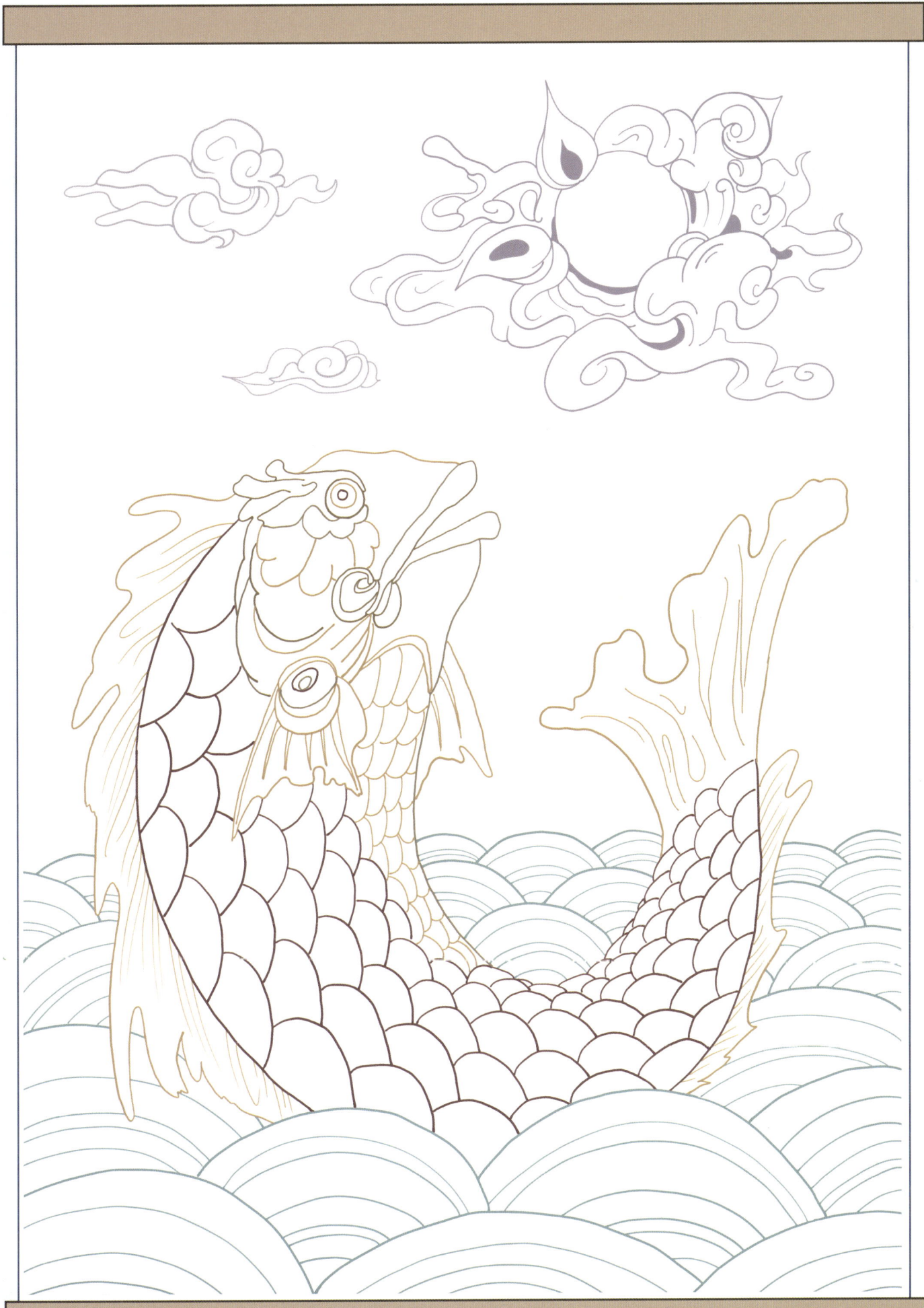

화접도 花蝶圖

나비 : 기쁨 장수 부부애
양귀비 : 미인

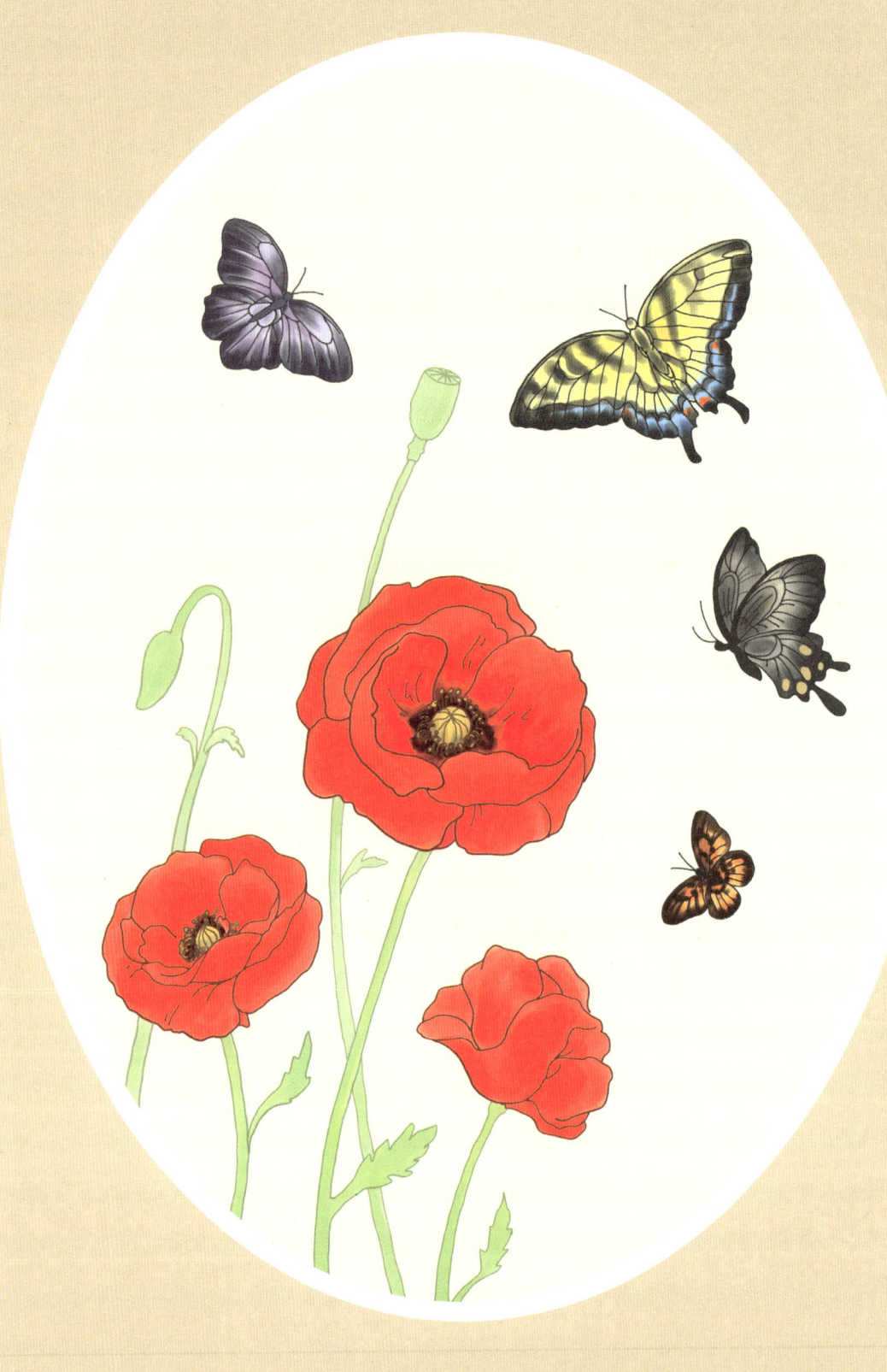

미인을 뜻할만큼 아름다운 양귀비는 사마귀, 나비등 풀벌레와 함께 초충도로 많이 그려졌습니다.

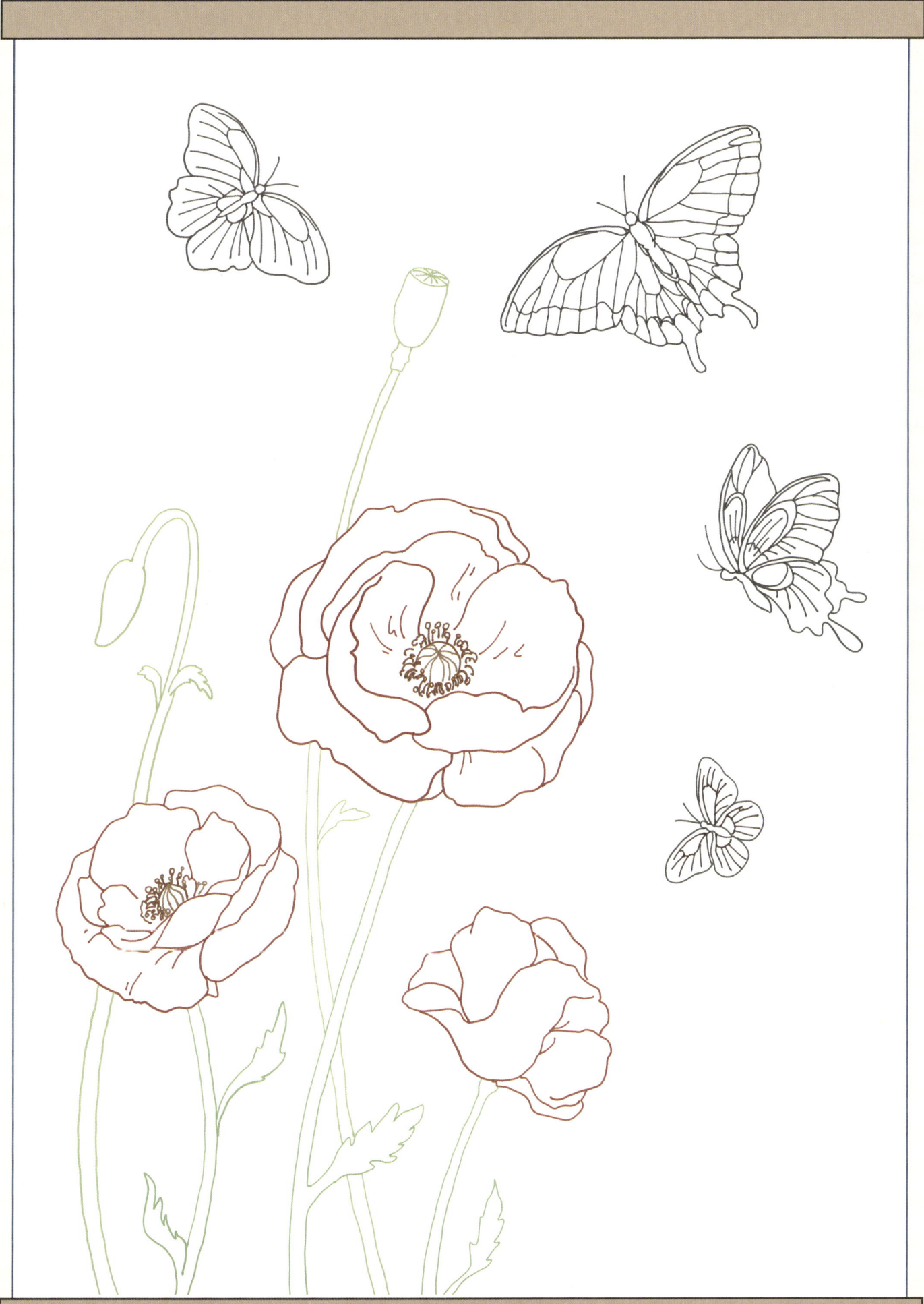

화접도 花蝶圖

나비 : 기쁨 장수 부부애

나리꽃 : 풍요 마음의 안정 화합

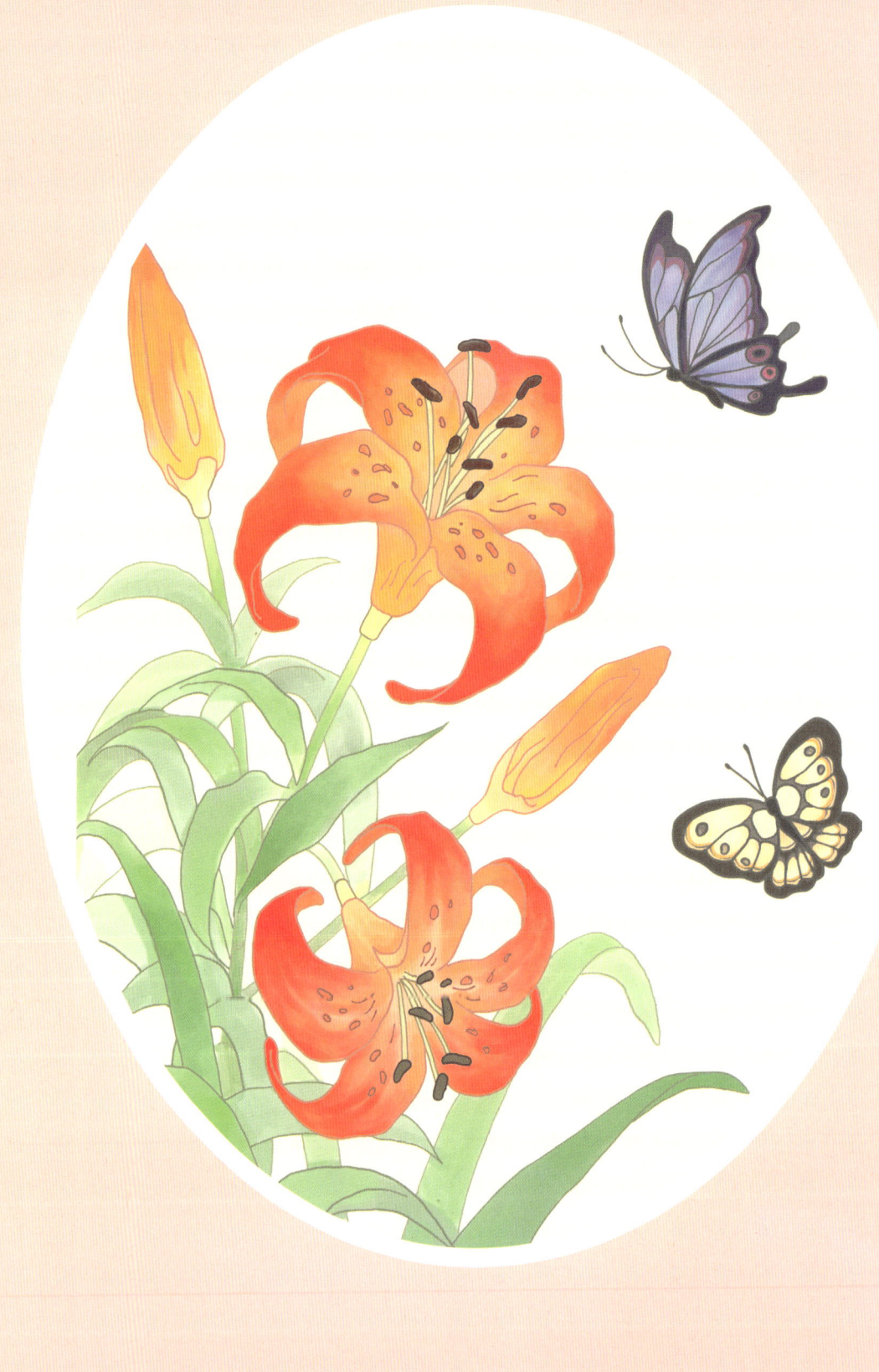

나리는 옛부터 산과 들에서 흔하게 볼 수 있었던 친숙한 꽃으로 평안하며 소망하는 일이 이루어지기를 바라는 마음을 담아 그려졌습니다.

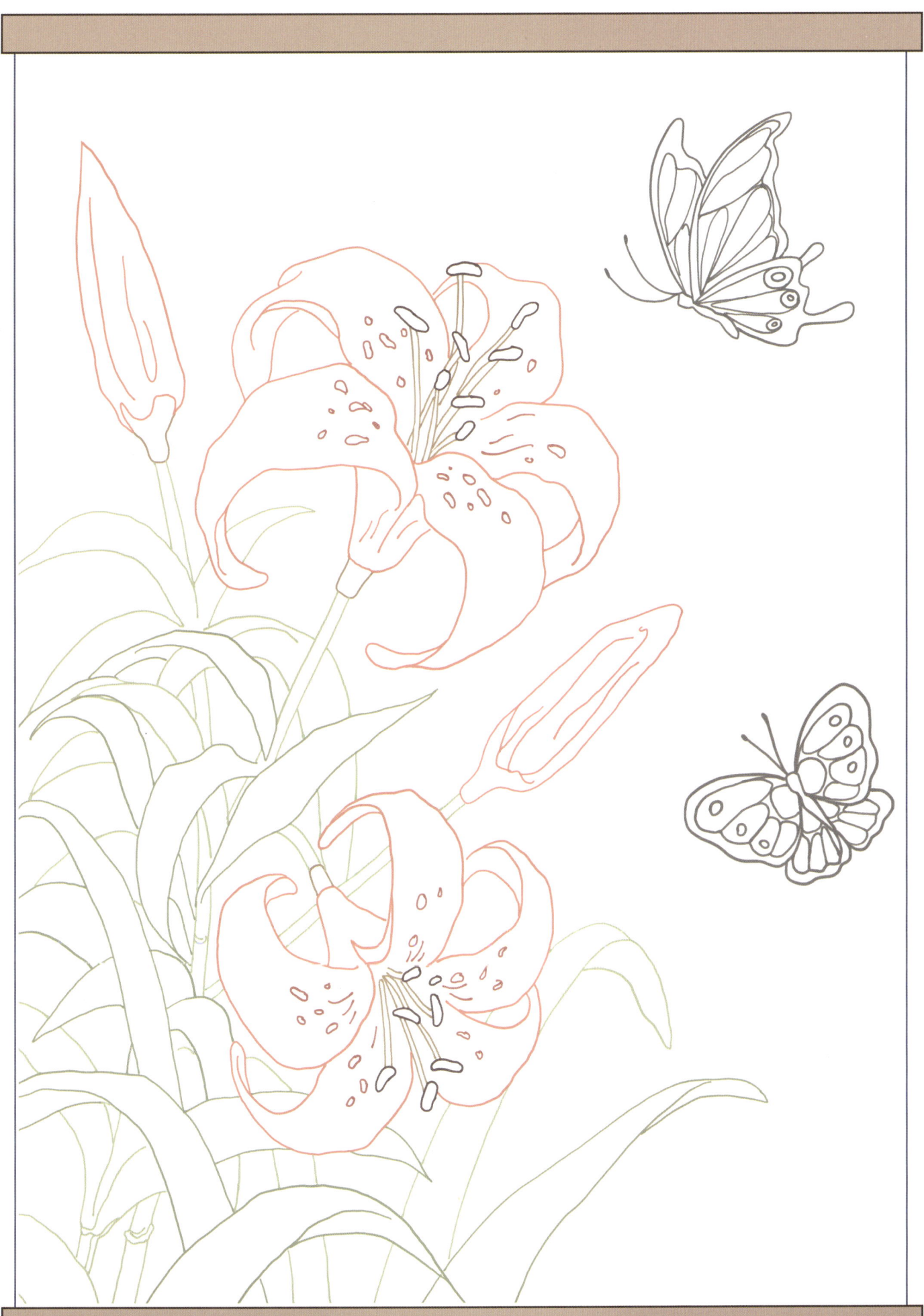

화접도 花蝶圖

나비 : 기쁨 장수 부부애
목화 : 장수 선비 군자

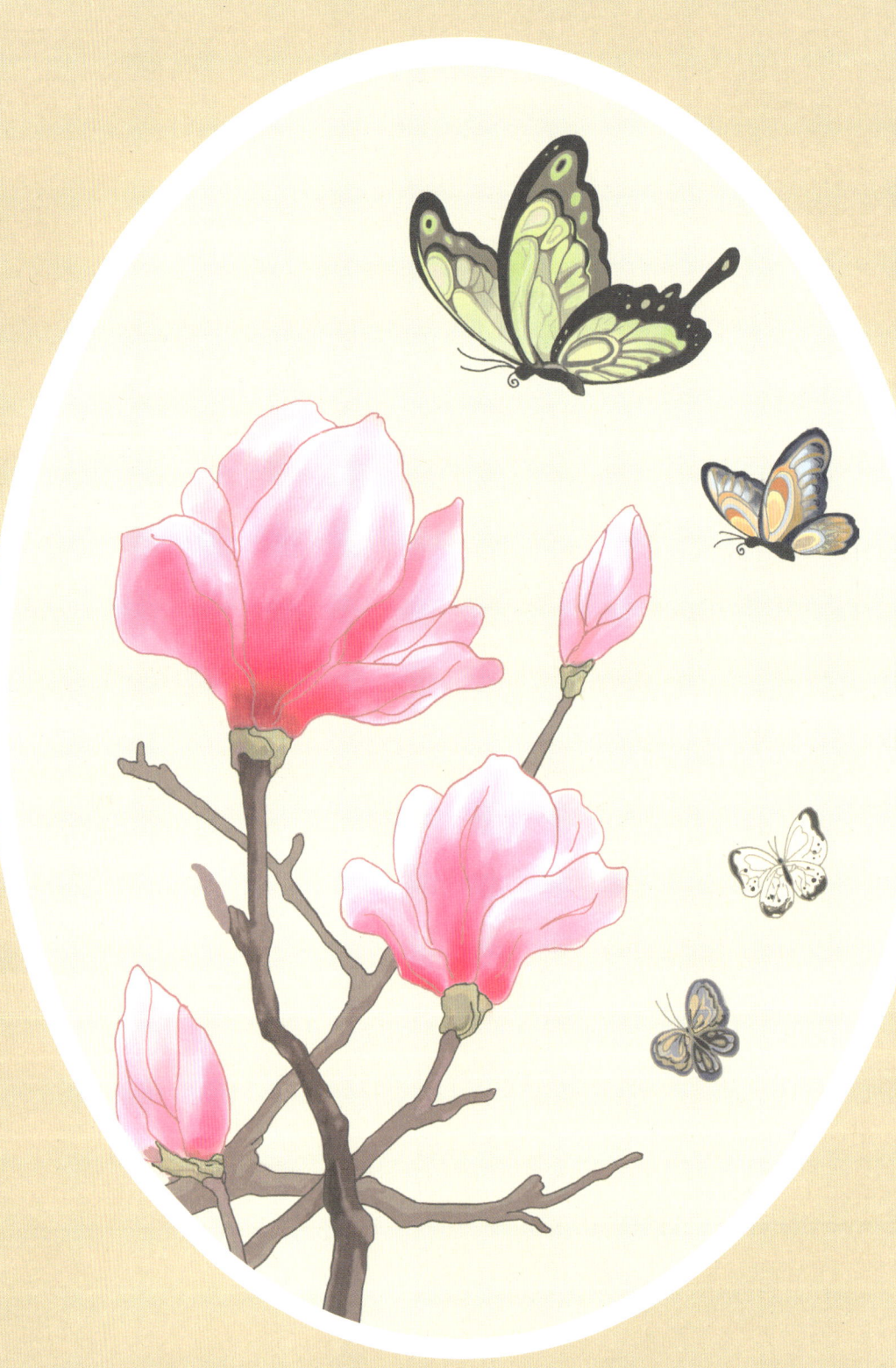

봄의 정령으로 알려진 목련은 장수와 선비 군자를 의미하며 붉은 목련은 자옥란(紫玉蘭)이라 부르기도 합니다.

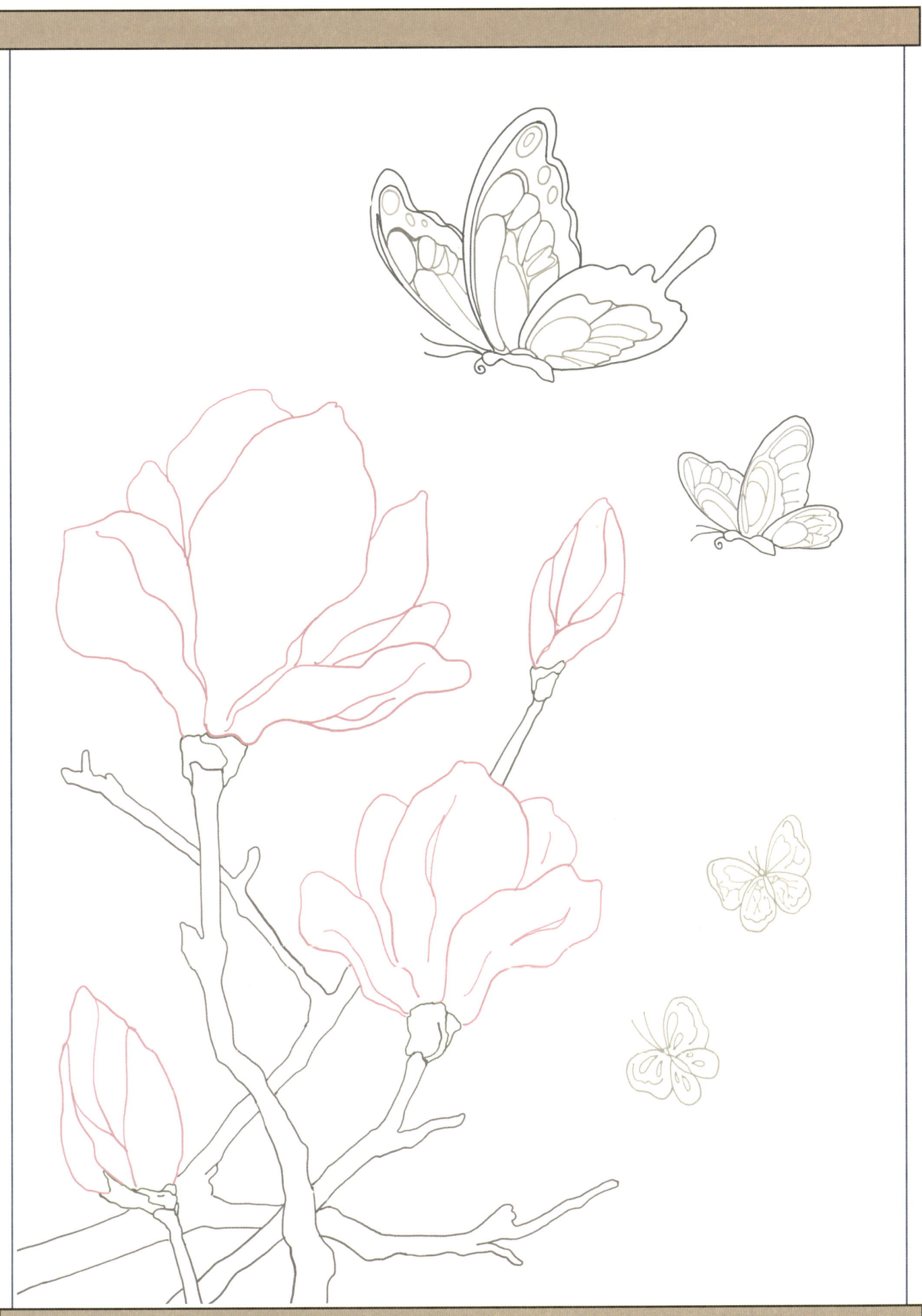

화조도 花鳥圖

오리 :: 부부애 다산

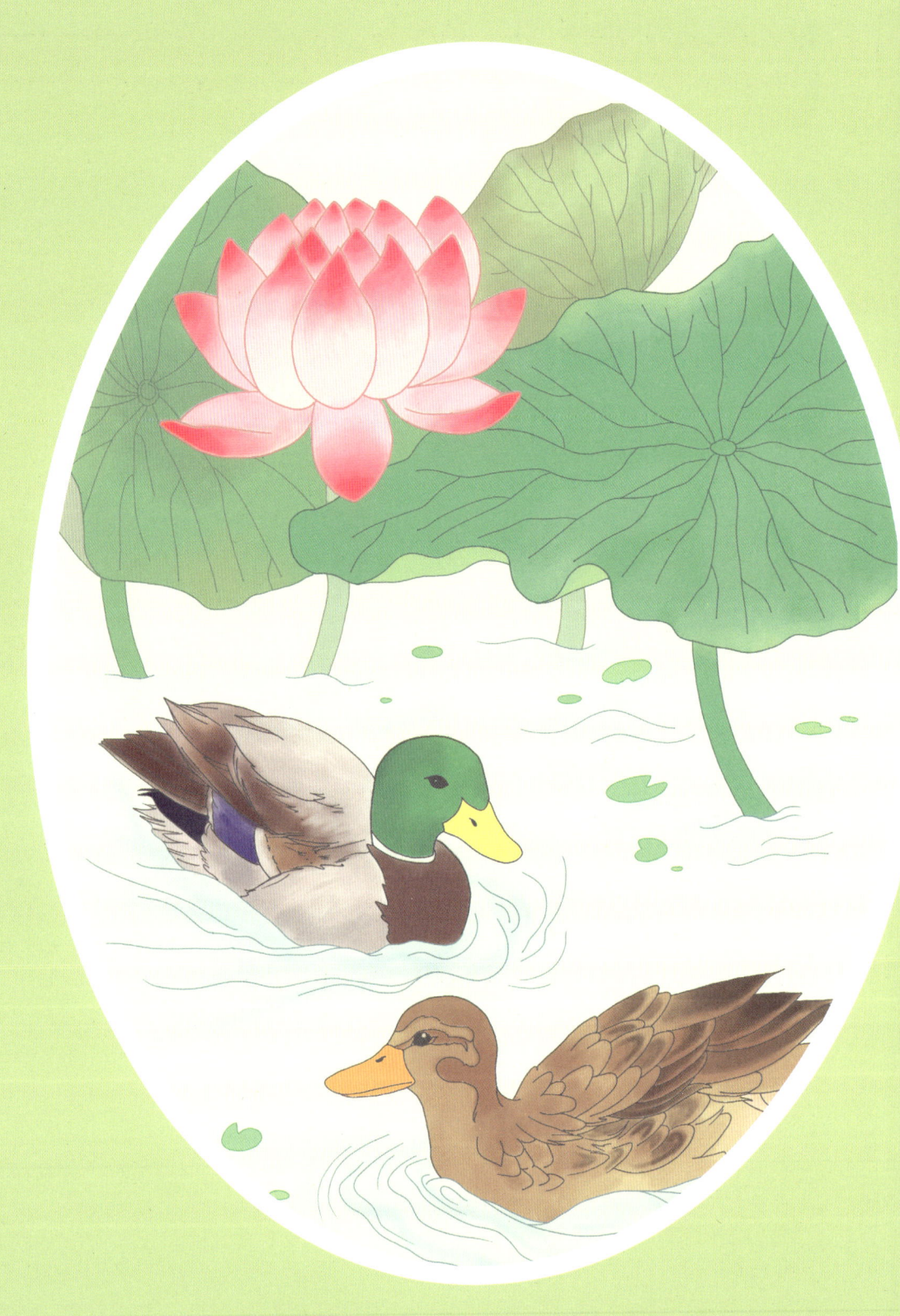

연꽃과 함께 그려진 한 쌍의 오리는 부부화목과 행복을 의미합니다.

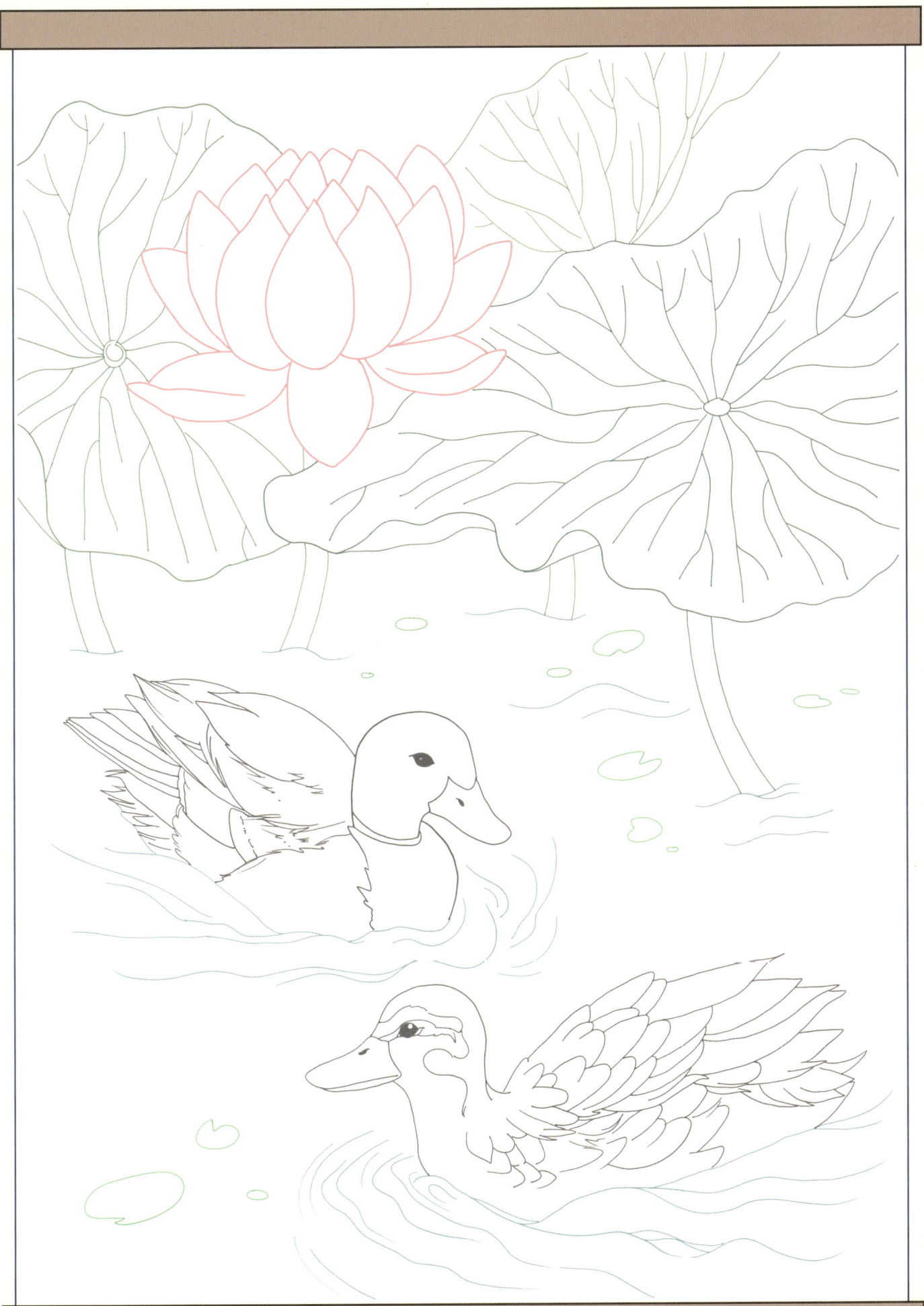

화 조 도 花鳥圖

매 : 용맹 벽사 삼재 예방
복사꽃 : 벽사 이상세계

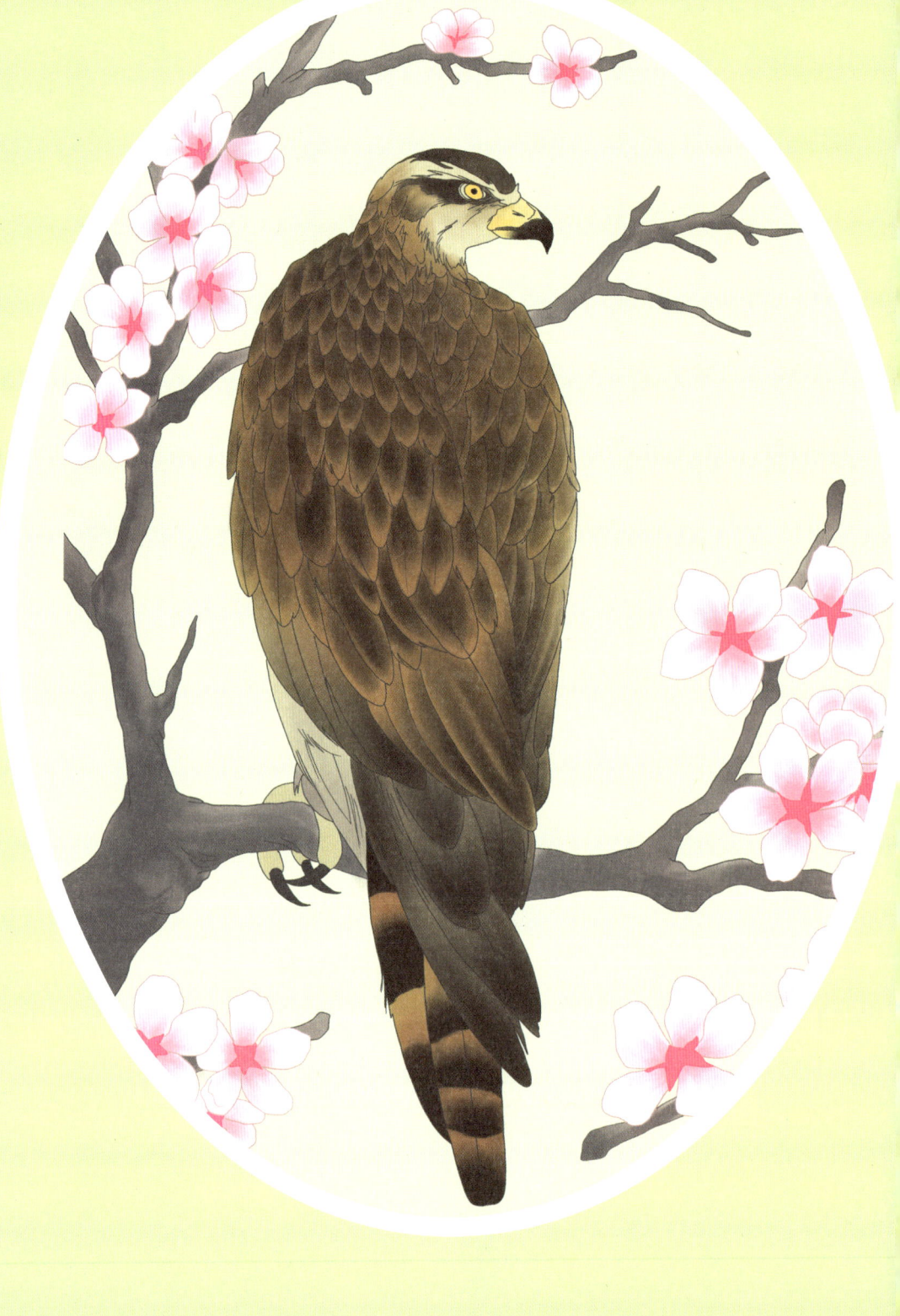

복사꽃은 복숭아 나무의 꽃으로 도화(桃花)라고 하며, 동쪽의 가지가 귀신을 쫓는다는 이야기가 있습니다. 용맹과 벽사를 뜻하는 매와 함께 그려져 사악한 기운을 쫓고자 하는 벽사의 의미가 담겼습니다.

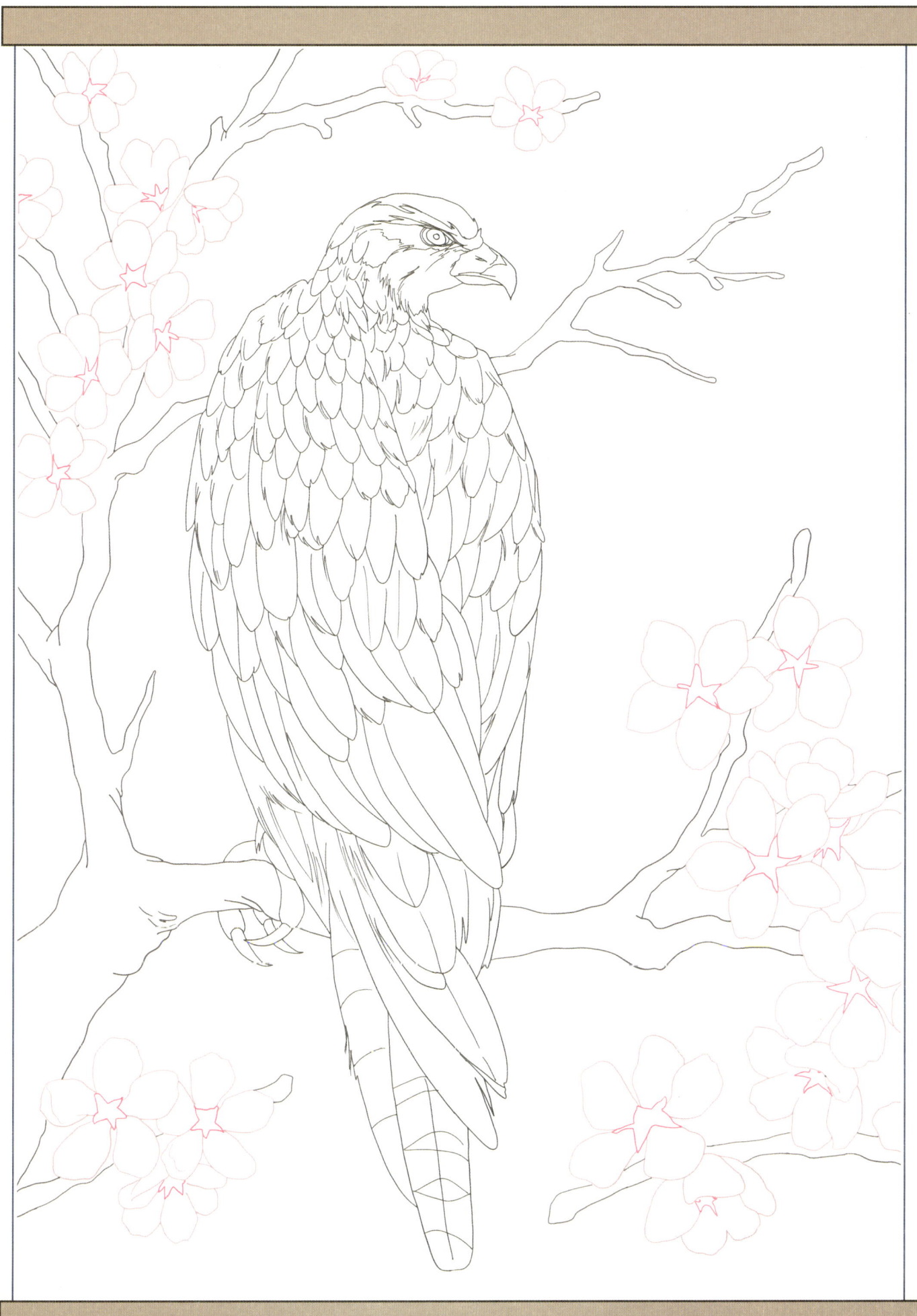

화 조 도 花鳥圖

참새 : 기쁨

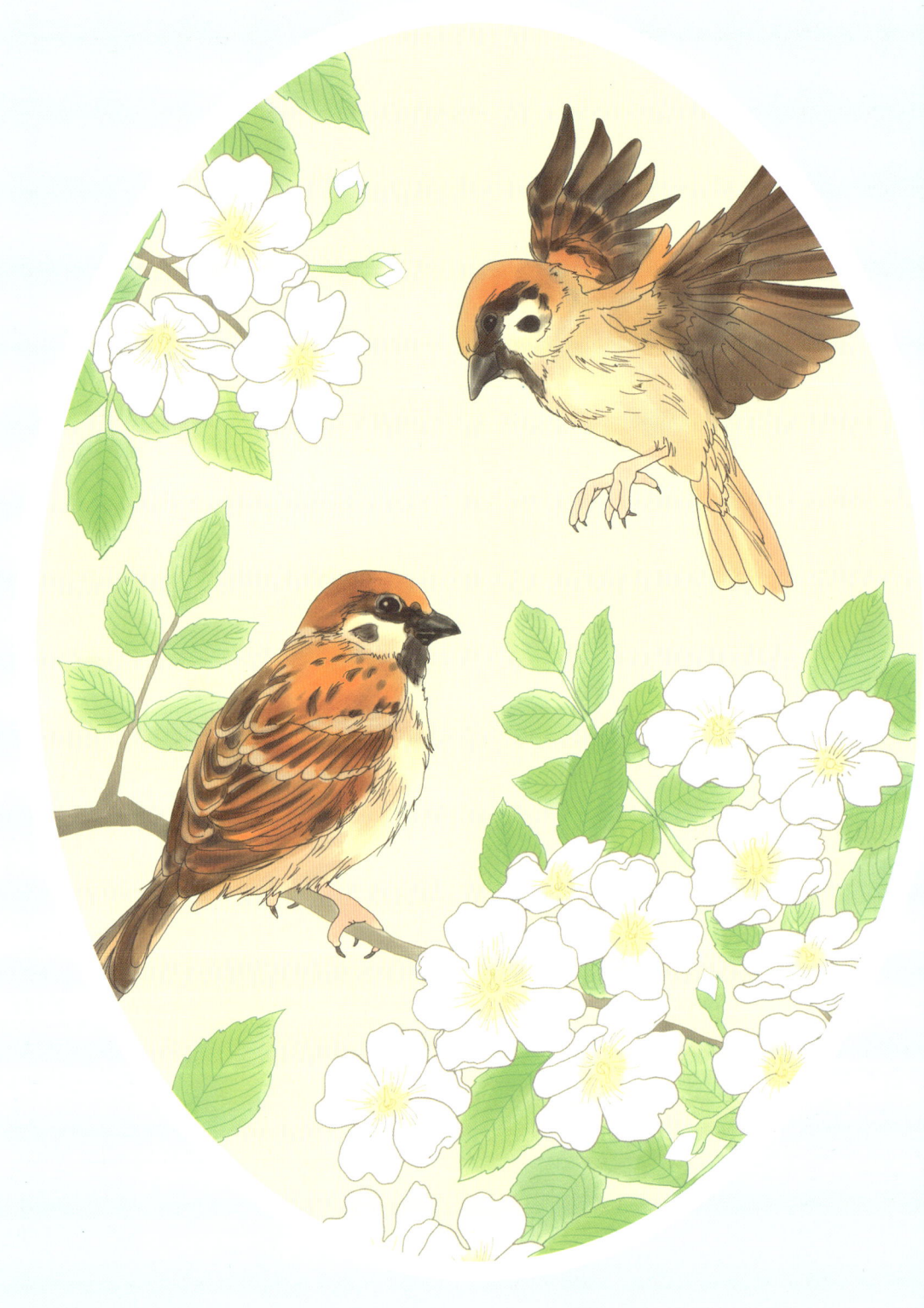

기쁨을 의미하는 참새는 집안에 집을 지으면 평안과 기쁨이온다는 속담이 있습니다.
우리 들에 피는 친숙한 찔레꽃과 함께 그려 소소한 행복과 기쁨이 찾아오라는
의미를 담고있습니다.

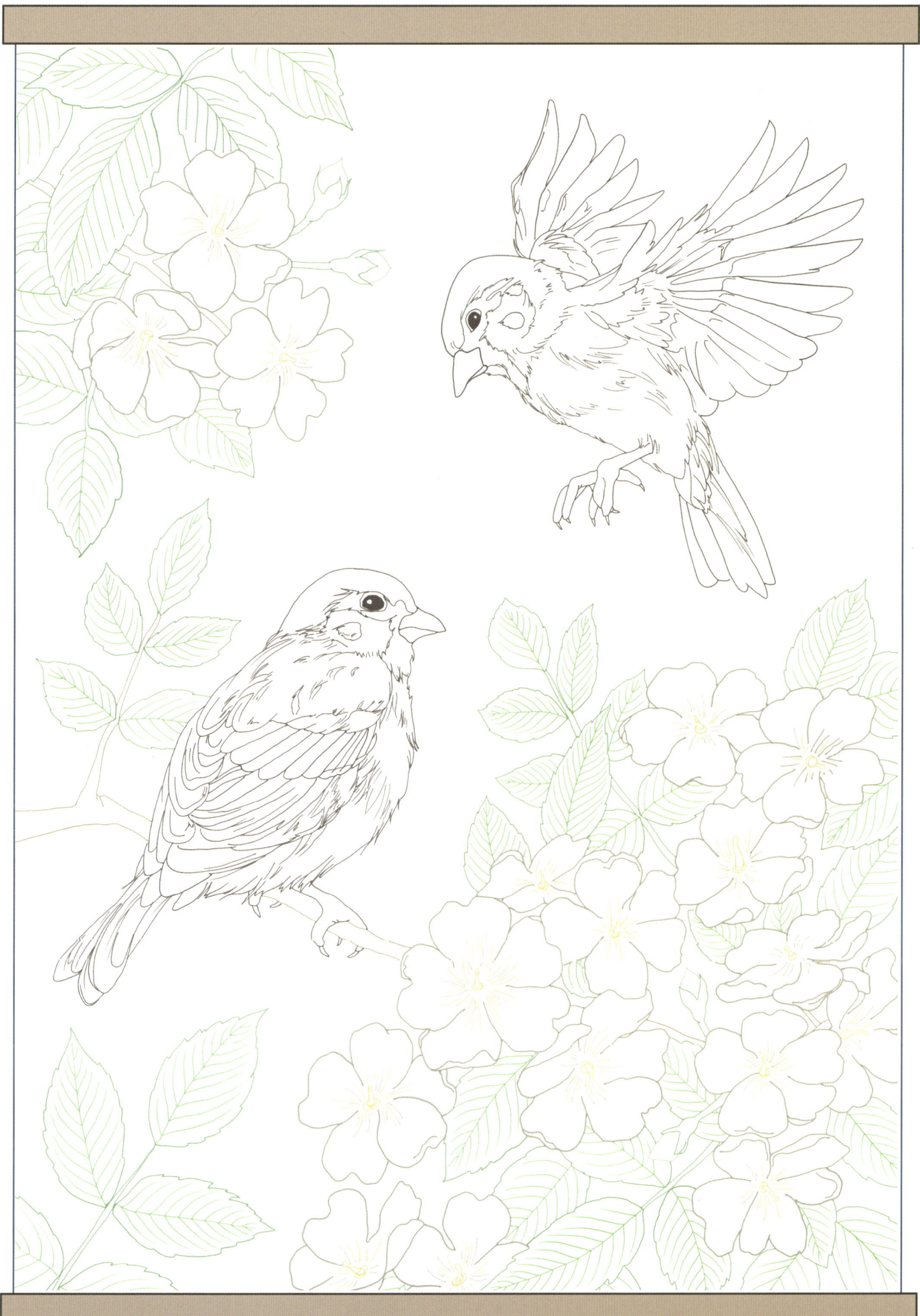

화조도 花鳥圖

복숭아나무 : 불로장생 길상
학 : 장수와 권위

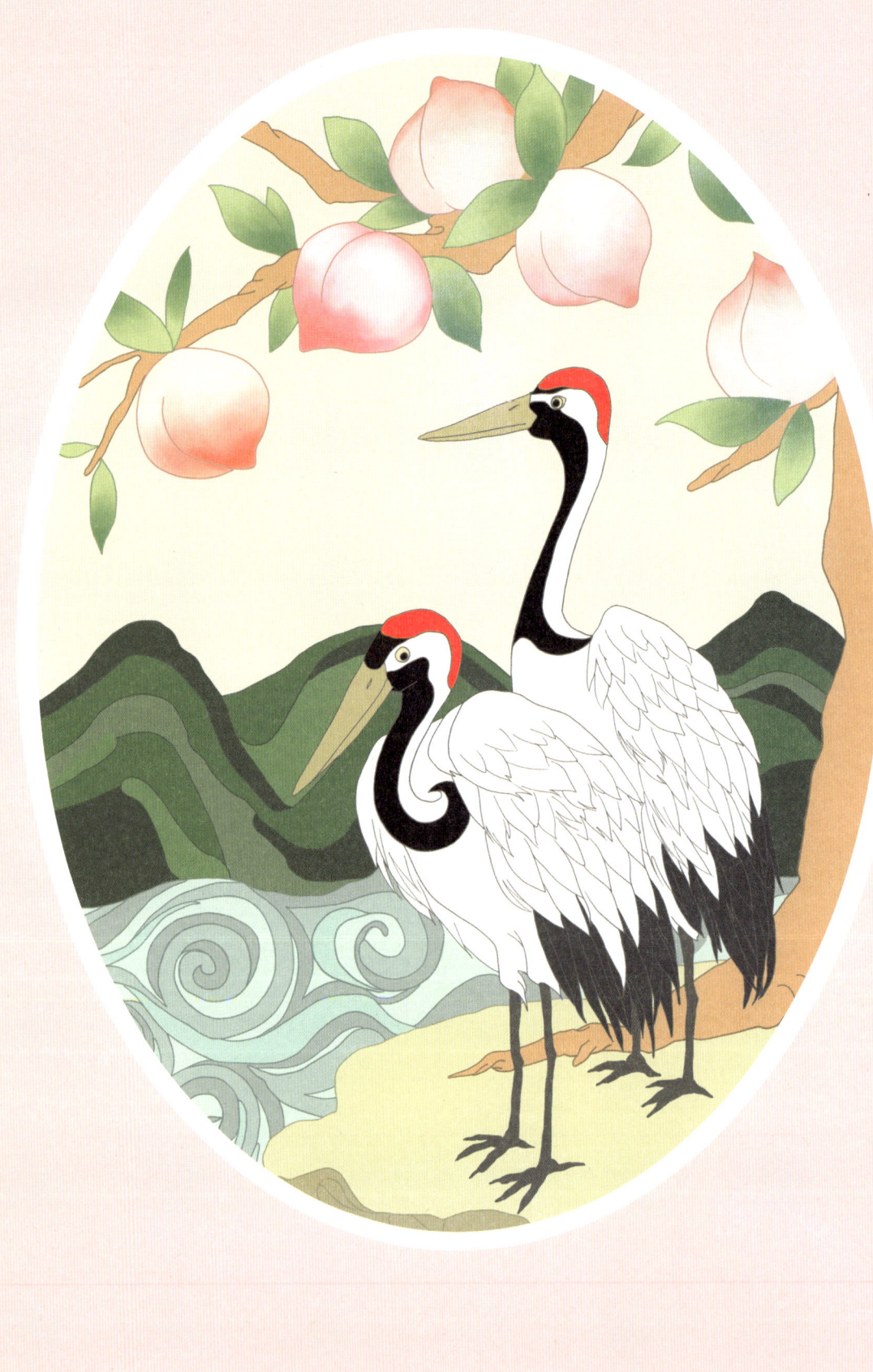

학은 날개달린 짐승의 우두머리로 선계의 동물이라 여겨져 조선시대 선비들은 학의 기품과 기상을 닮고자 했습니다.

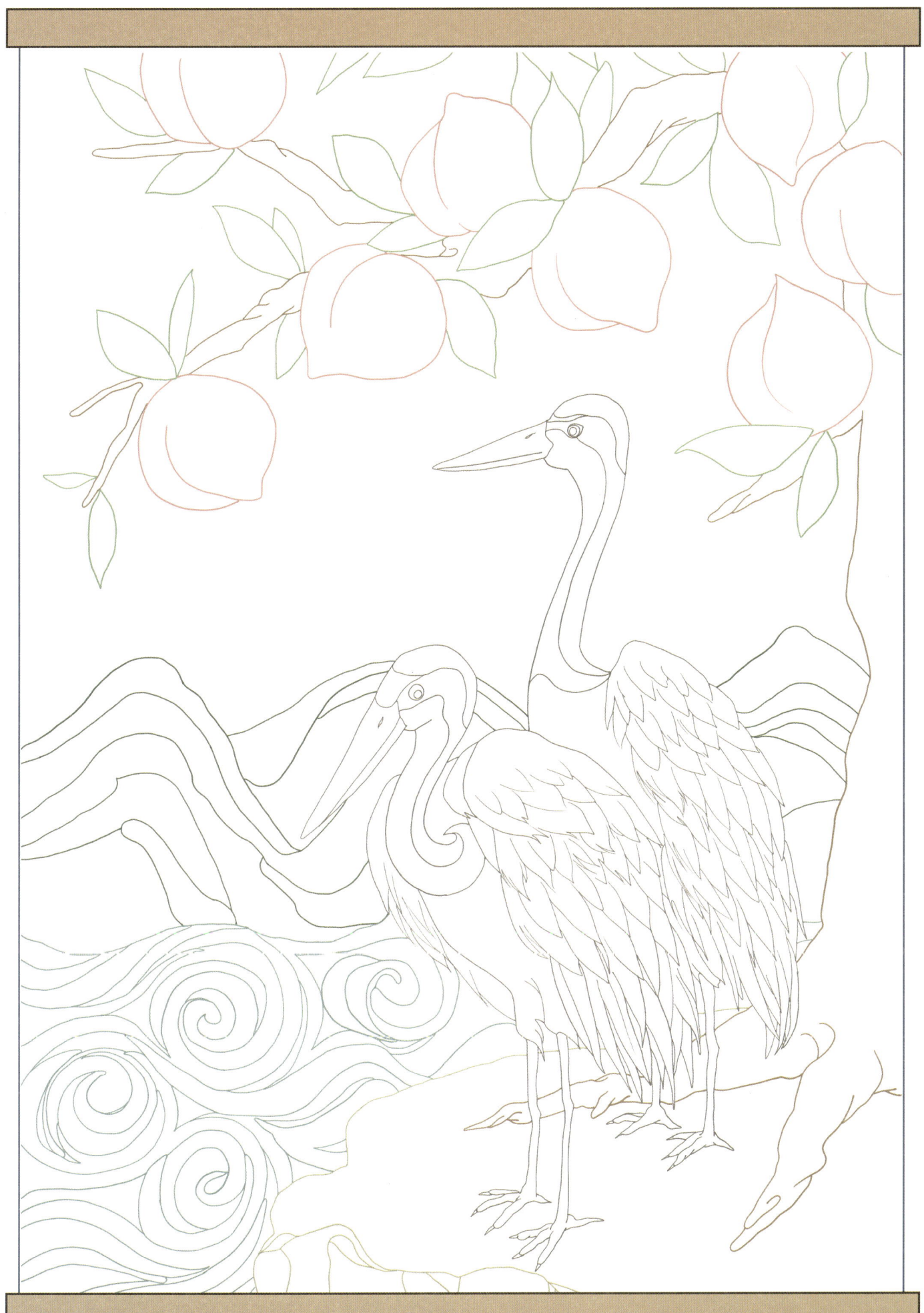

벽사도 辟邪圖

호랑이 :: 용 벽사 영험함

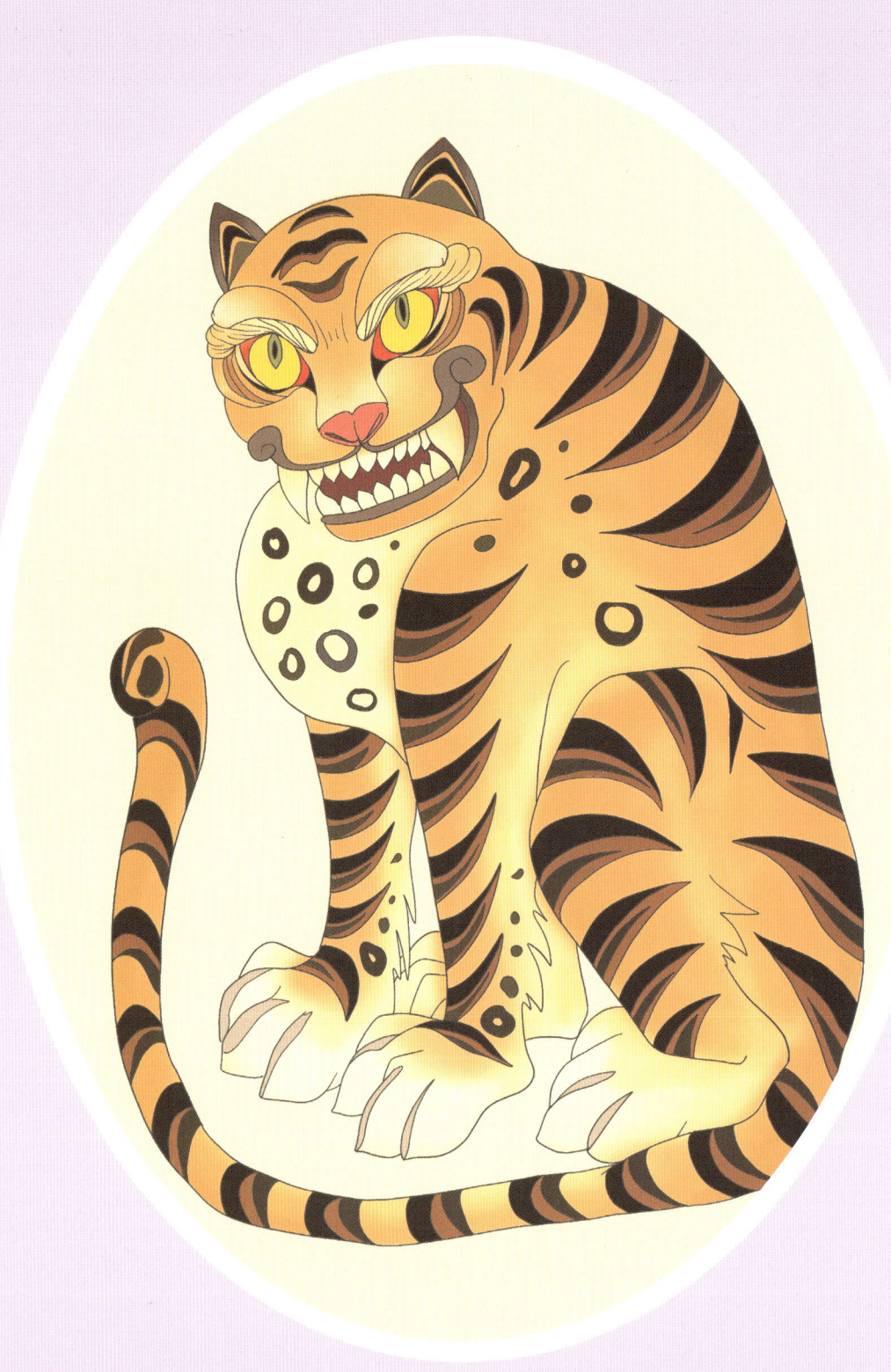

용맹과 위엄, 잡귀를 쫓는 벽사의 의미로 새해가 되면 문에 걸어두는 세화로 주로 사용되었습니다.

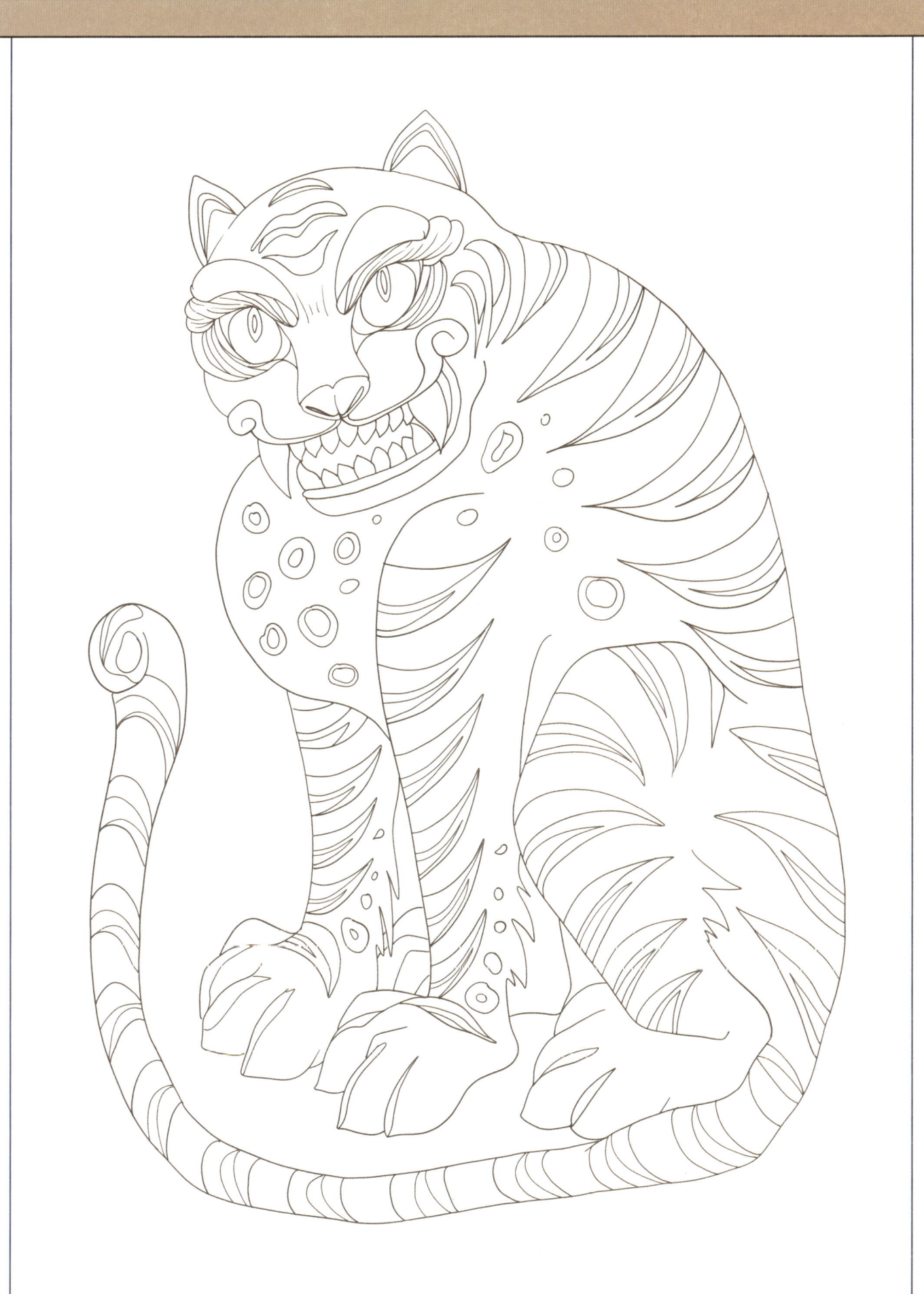

벽사도 辟邪圖

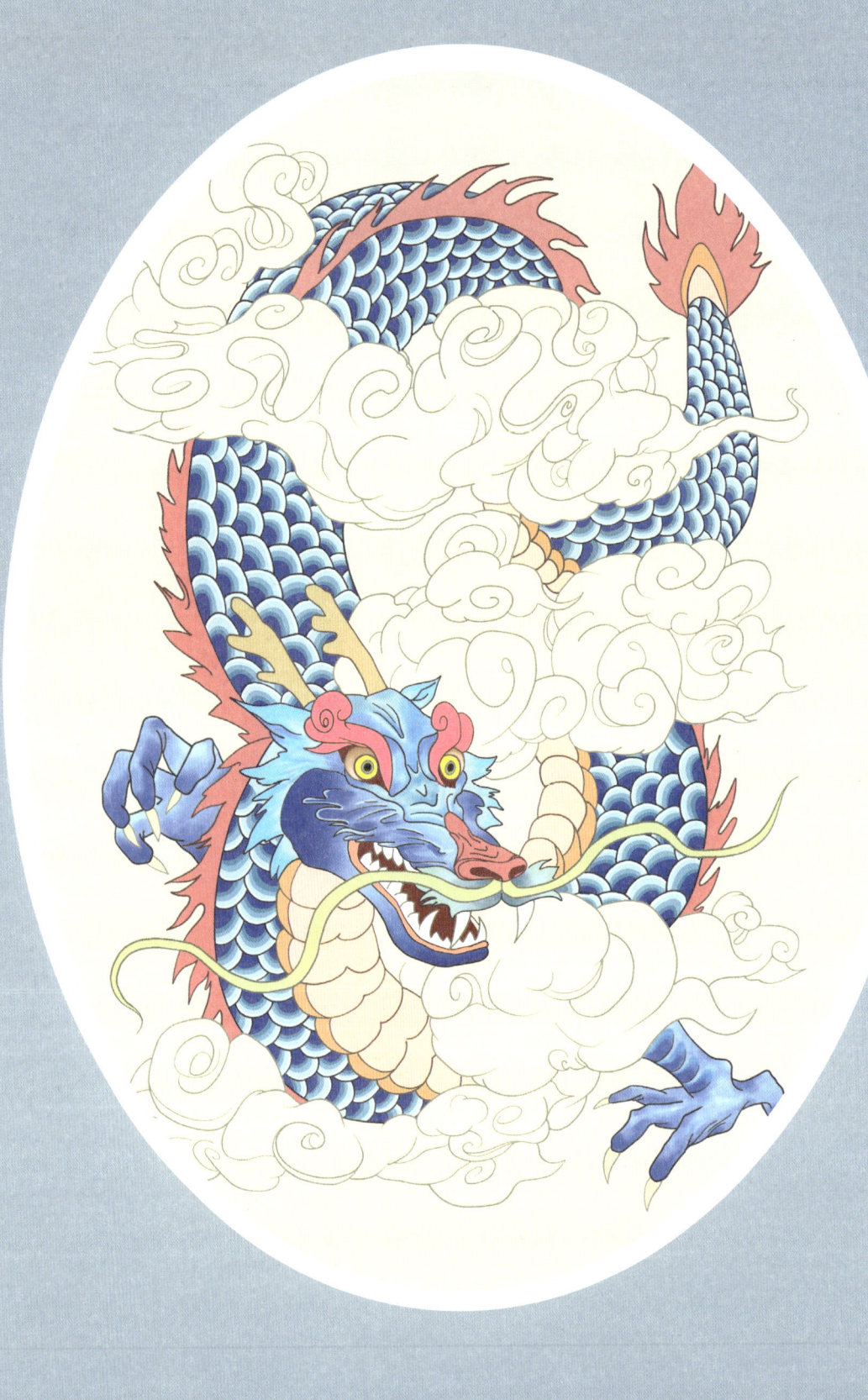

용 : 권위 벽사 고귀함 신령함
구름 : 초월의 경지

운룡도는 역동적이며 신령한 힘을 가진 용이 잡귀를 물리친다는 의미를 담고있습니다.

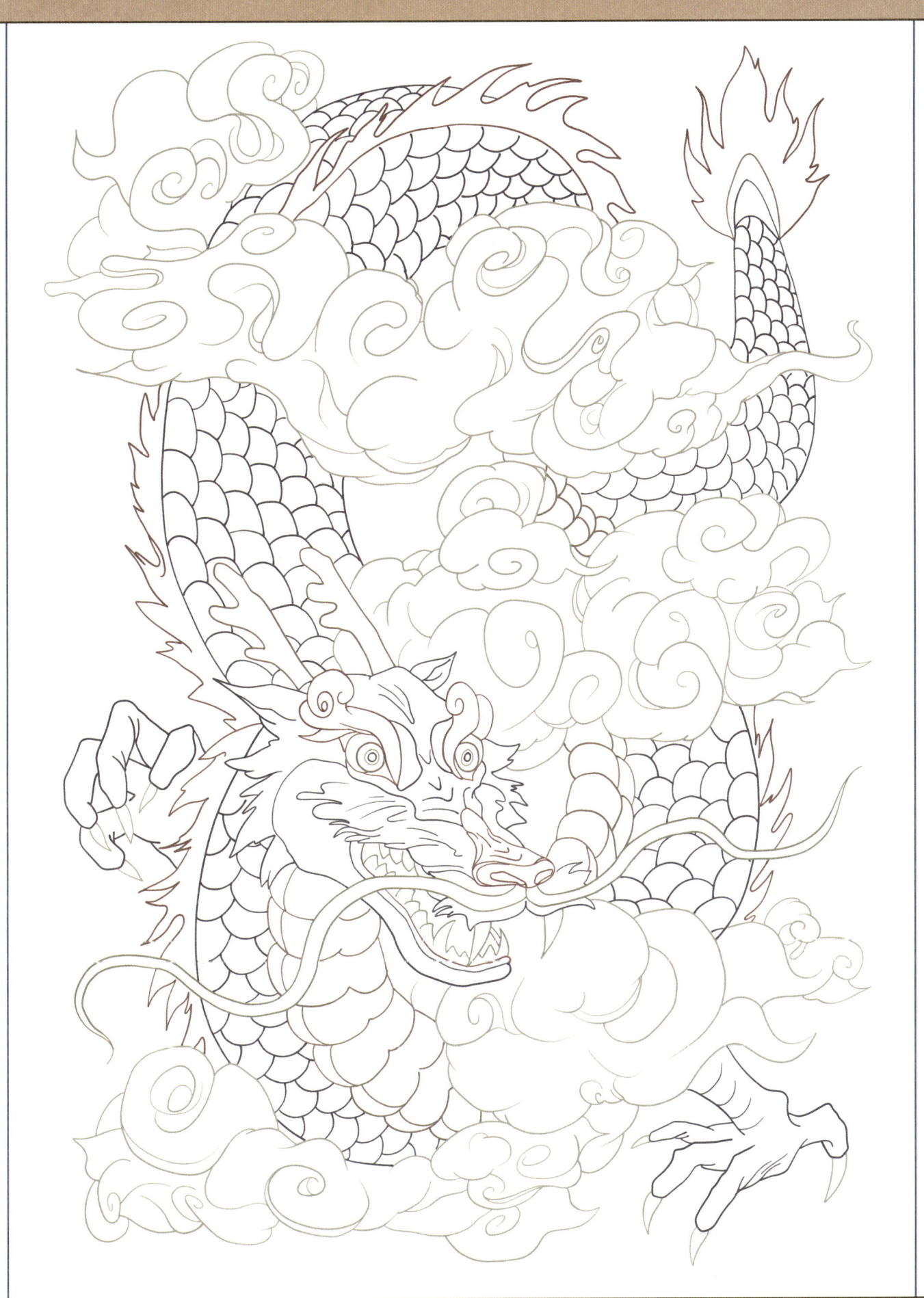

두뇌건강 길라잡이 시리즈

어르신들을 위한
인지발달 색칠놀이 -민화-

발 행 일 : 초판 1쇄 2023년 5월 19일

펴 낸 이 : 이은경

펴 낸 곳 : 대인커머스(주)

일러스트 / 디자인 : 온플로라(주)

출판등록 : 제 2022 - 000155 호

주   소 : 경기도 고양시 일산서구 구산로 135번길 44

전   화 : 031-922-6122

팩   스 : 031-922-6188

www.daeinmall.com

ISBN: 979-11-982986-1-4

이 책은 저작권법에 따라 보호받는 저작물이므로 무단전재와 복제를 금지하며,
이 책 내용의 전부 또는 일부를 이용하려면 반드시 대인커머스(주)의 서면동의를 받아야 합니다.